W0368912

COLLECTION SANTE

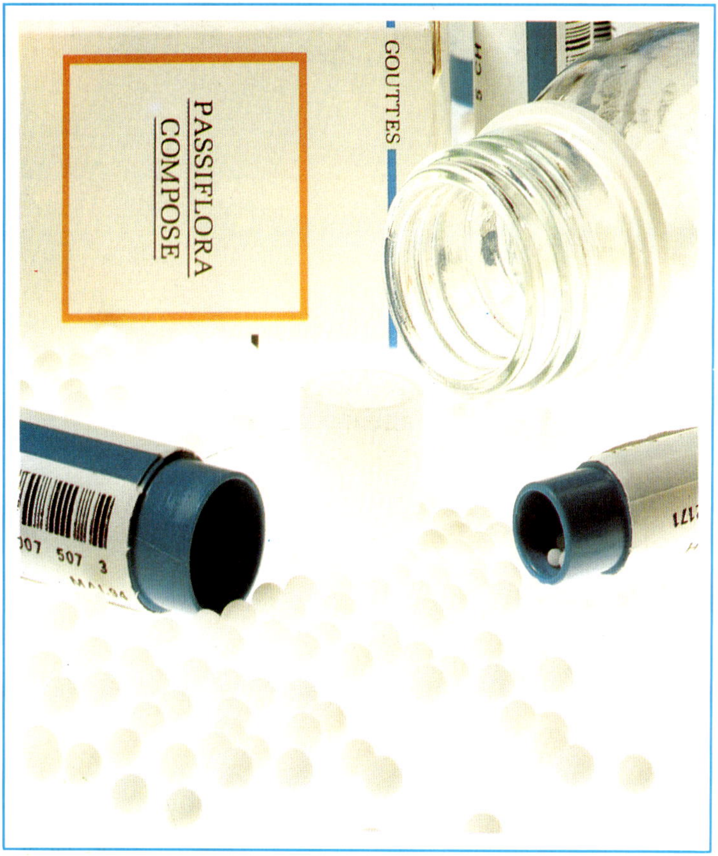
PASSIFLORA
COMPOSE
GOUTTES

# MON REMEDE
# L'HOMEOPATHIE

**Par J.L.M. GARILLON**
**Homéopathe**
**Docteur en Naturopathie**

EDITIONS **S.A.E.P.** INGERSHEIM 68000 COLMAR

## *PREFACE*

*L'homéopathie, technique difficile à manier, a été mise à la portée de tous grâce à ce recueil. Ici, la simplicité et la clarté sont de règle.*

*En aucun cas, il ne peut et ne prétend remplacer votre médecin. Il est donc indispensable de demander au médecin de faire un diagnostic de la maladie.*

*Ce mémento permettra de vous aider à soigner les petits maux de tous les jours et peut-être, dans certains cas, à compléter la thérapeutique en cours.*

*Le principe y est bien établi. Nous retrouvons cet esprit de rigueur simplifié dans cette lecture.*

*Merci à Jean-Louis GARILLON qui nous a présenté l'homéopathie avec compétence. Je suis sûr qu'il sera longtemps le livre de chevet de beaucoup, en attendant pour certains de se plonger dans les traités d'homéopathie ou les matières médicales.*

*Albert-Claude QUEMOUN*
*Docteur en Pharmacie*
*Chargé de Cours à la Faculté de Médecine de PARIS-Nord.*

*L'Homéopathie, un mot à la mode depuis quelques années ! Pourtant cette méthode thérapeutique a été découverte et codifiée par un médecin allemand, Samuel HAHNEMANN, en 1810, lequel s'installa en France et finit ses jours à Paris en 1843.*

*La théorie de l'Homéopathie est encore controversée par les scientifiques qui se débattent pour savoir si l'eau est capable de "mémoire" ainsi que pour connaître la nature possible du "principe actif" de tels remèdes.*

*Cependant, tout le monde parle de "son homéopathe", lequel tend à détrôner le pauvre médecin de famille, à moins que celui-ci se soit... converti à l'Homéopathie.*

*Certes, il y a de quoi être tiraillé par le doute pour cette méthode quelque peu étrange où il s'agit de sucer des petites billes de sucre blanc provenant de tubes aux noms bizarres suivis d'un numéro. Peut-on y croire sérieusement ?*

*Pourtant, l'Homéopathie est vendue en pharmacie, sans ordonnance médicale ! Et à présent toutes les pharmacies sont fières d'afficher ce grand nom dans leurs vitrines. A force de le voir à tous les coins de rues, on finirait bien par y croire !... On entend parfois ce genre de conversation :*

*"Absolument, ça ne marche que si l'on y croit, disent les uns, c'est comme les boulettes de mie de pain qu'on délivrait autrefois pour simuler un médicament..."*

*"Pas du tout, rétorquent les autres, j'ai soigné mon bébé de 6 mois pour une gastro-entérite (diarrhée) qui a été guérie en moins de 48 heures et même les verrues de mon chien qui ont disparu en trois semaines".*

*Vous n'avez qu'à essayer !*

# L'HOMEOPATHIE : SON HISTOIRE ET SES LOIS

Samuel HAHNEMANN naquit en 1755 à MEISSEN, une petite ville de SAXE. Il fit ses études de médecine à l'université de LEIPZIG et s'installa dans cette région dès son doctorat en 1780.

Déçu par les méthodes thérapeutiques en usage à son époque, il chercha des traitements nouveaux. En 1790, alors qu'il traduisait le traité intitulé "Matière Médicale" de CULLEN, célèbre médecin écossais du XVIIIe siècle, il fut frappé par l'incohérence des explications au sujet du mode d'action thérapeutique du Quinquina dans les fièvres intermittantes. Aussi décida-t-il d'expérimenter sur lui-même les substances médicamenteuses pour en observer les effets. Il avala d'abord une forte dose de Quinquina pendant plusieurs jours. Cela provoqua chez lui les symptômes d'une fièvre intermittente semblable aux accès fébriles guéris par ce remède.

Il continua cette expérience sur lui-même et sur son entourage, puis avec d'autres substances médicamenteuses de l'époque : Noix Vomique, Aconit, Belladone, Anémone Pulsatille, Digitale, Arsenic, Mercure, etc... et il nota patiemment les phénomènes et les sensations qu'on éprouve à la suite de ces "empoisonnements" particuliers. Car, estimait-il, les maladies sont des formes de réactions vitales face à une agression ou à un déséquilibre plus profond. Le vrai but de la thérapeutique est de participer à ces mécanismes réactionnels en apportant à l'organisme une énergie spécifique pour stimuler la DYNAMIS, cette force vitale qui nous anime.

Redécouvrant ainsi la loi de Similitude énoncée par HIPPOCRATE (IIIe siècle avant J.-C.) : "Les semblables sont guéris par les semblables", HAHNEMANN publia son premier traité en 1810 intitulé "Organon de l'art de guérir", se basant sur la toxicologie de 40 remèdes qu'il connaissait à fond, ayant fait de nombreuses observations cliniques tant sur des sujets sains que malades.

Cela lui permit d'énoncer clairement sa première grande loi : **la loi de Similitude.**

"Toute **substance** capable d'entraîner à grosse dose des **troubles de santé** chez un individu ***sain*** est aussi capable de guérir ces **mêmes troubles** chez le ***malade*** qui présente les **mêmes signes**, à condition de lui administrer cette substance à dose très petite."

A la suite de quoi nous cherchons à répondre à la question :

- Qu'est-ce-que la thérapeutique ?
- C'est l'acte de générer ou de réactiver des processus énergétiques dans un organisme vivant, d'équilibrer les fonctions de cet individu et d'harmoniser les phénomènes d'inter-relation avec son environnement, en conformité avec les lois naturelles. Autrement dit, c'est l'art de favoriser la "Natura Medicatrix" des Anciens, cette force mystérieuse qui participe au maintien de la vie optimale de l'individu, ce que l'on appelle : la Santé.

De plus, la loi de Similitude a pour corollaire la **loi de dilution et de dynamisation** :

"Dans tous les mécanismes thérapeutiques, ce sont les énergies les plus subtiles qui créent les réactions les plus denses".

Nous verrons plus loin le mode de fabrication des remèdes homéopathiques qui permettra de comprendre le procédé de dilution dénommé **"principe d'infinitésimalité"**.

**Le Principe d'innocuité :**

Le deuxième processus que rechercha HAHNEMANN, c'est l'absence de toxicité des remèdes à petite dose, car il est nécessaire d'aider l'organisme dans sa maladie sans l'empoisonner par ailleurs. Cette condition d'innocuité totale que l'on trouve dans la **thérapeutique par les semblables** (Homeos en grec signifiant semblable), désormais appelée : **HOMEOPATHIE**, est conforme aux règles de la Nature enseignée par HIPPOCRATE, le père de la Médecine. Ce dernier affirmait déjà :

"Il faut guider la Nature là où elle tend d'elle-même".

**La loi d'individualisation du remède :**

Ansi nous comprenons que l'Homéopathie ne cherche pas à soigner la maladie, mais le malade, ce qui est tout différent ! Chacun réagit à sa manière ; il faut donc aider le malade selon ses propres mécanismes de réaction. Ce principe s'appelle la **loi d'individualisation du malade et du remède**.

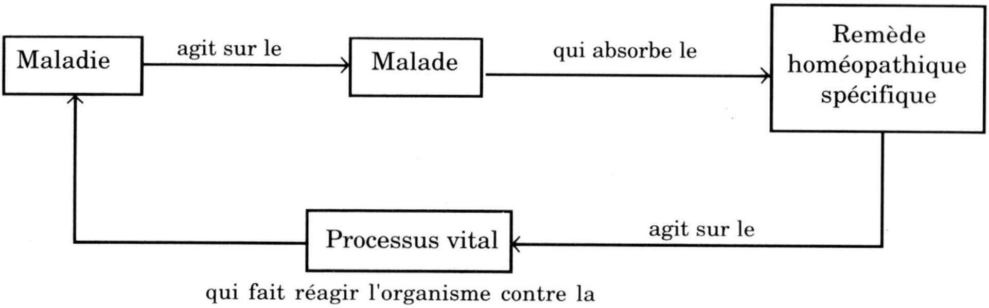


D'autres notions plus complexes s'ajoutent à cela, telles que la **sensibilité réactive du sujet malade**, laquelle interfère sur le nombre de dilutions du remède ainsi que sur la fréquence des moments où le remède doit être absorbé.

Bien entendu, dans le cadre de cet ouvrage, nous conseillons des dilutions et des posologies qui répondent à la généralité des cas traités, en fonction des classiques et de l'expérience acquise.

Donc, pour résumer :

l'Homéopathie est une sorte d'énergie propre à une substance très diluée, sans **aucun danger pour l'organisme**, qui agit sur l'individu malade en renforçant ses défenses naturelles face à un problème spécifique.

Pour simplifier, nous pouvons même affirmer que l'homéopathie est une méthode qui s'apparente aux méthodes immunologiques employés par les allergologues dont le jargon est similaire : "sensibilité du sujet, spécificité du médicament et réaction conditionnelle".

Ainsi le remède homéopathique doit-il agir en fonction de la **constitution de l'individu et de son tempérament** puisque chacun réagit à sa manière.

Ces deux notions anciennes de constitution et de tempérament étaient à nouveau considérées. Les expressions populaires traduisent d'ailleurs volontiers l'une ou l'autre : "Un petit gros" ou "un grand maigre", "un colérique" ou "un flegmatique" ou "un bilieux" etc...

Enfin HAHNEMANN distingua 2 sortes de maladies : la maladie aiguë et la maladie chronique.

❑ **la maladie aiguë** ayant une élimination rapide pour retrouver l'équilibre de la santé (elle se traduit le plus souvent par de la fièvre)

❑ **la maladie chronique** dont l'élimination est lente à cause :

- des antécédants ou hérédité tuberculeuse (appelée tuberculinisme)
- des antécédants ou hérédité syphilitique (appelée luèse)
- des encrassements des organes d'élimination (appelée sycose)
- de l'abaissement de la vitalité réactogène (appelée psore ou allergose).

Le tableau ci-dessous résume la conception globale du malade selon l'Homéopathie.

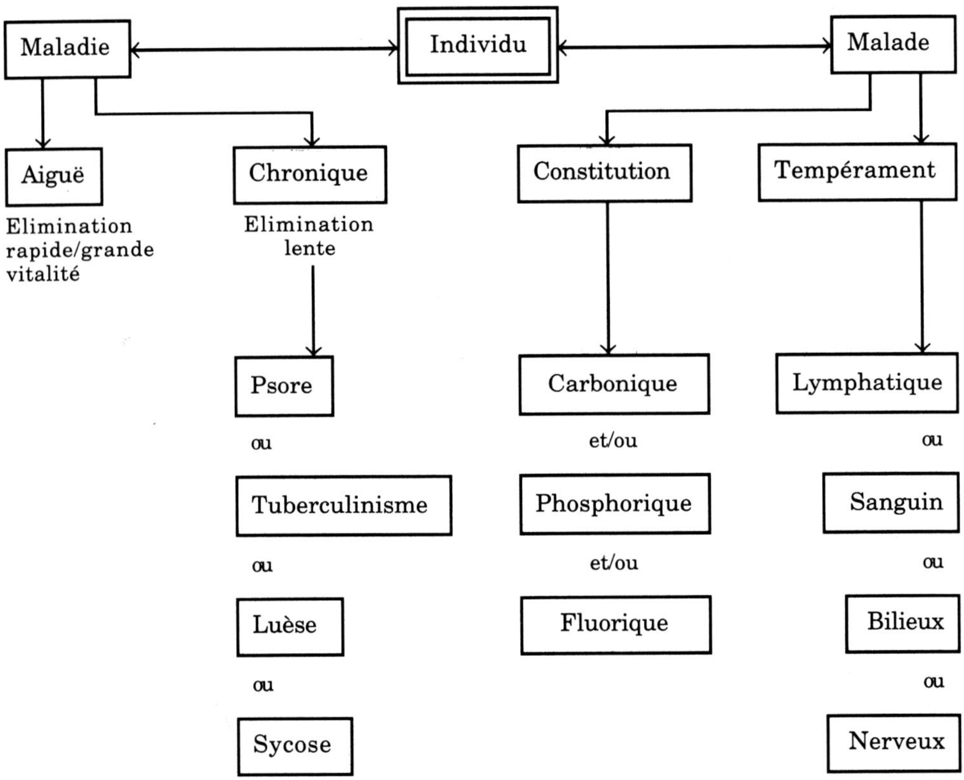

Pour HAHNEMANN, le père de cette médecine, la vie fut difficile car il fut rejeté et attaqué par ses confrères en Allemagne.

Une jeune femme française vint le consulter à KÖTHEN... elle l'épousa. Il avait seulement 79 ans et il vint s'installer à PARIS avec elle. C'était son soixante cinquième déménagement ! A PARIS, il diffusa sa doctrine dont les résultats étaient probants. Il mourut en 1843 à l'âge de 88 ans, entouré de quelques disciples qui répandirent timidement l'Homéopathie. Le corps d'HAHNEMANN repose à PARIS au cimetière du Père Lachaise.

Très controversée, pour ne pas dire combattue, l'Homéopathie n'est reconnue officiellement en France que depuis 1965 ! Il fallut donc un siècle et demi pour admettre la réalité et les bienfaits d'une méthode thérapeutique conforme aux lois de la Nature.

A présent, l'Homéopathie est une science véritable dont on trouve des ouvrages par milliers et dans toutes les langues. Très répandue en Inde, elle sauve quotidiennement de nombreuses vies humaines.

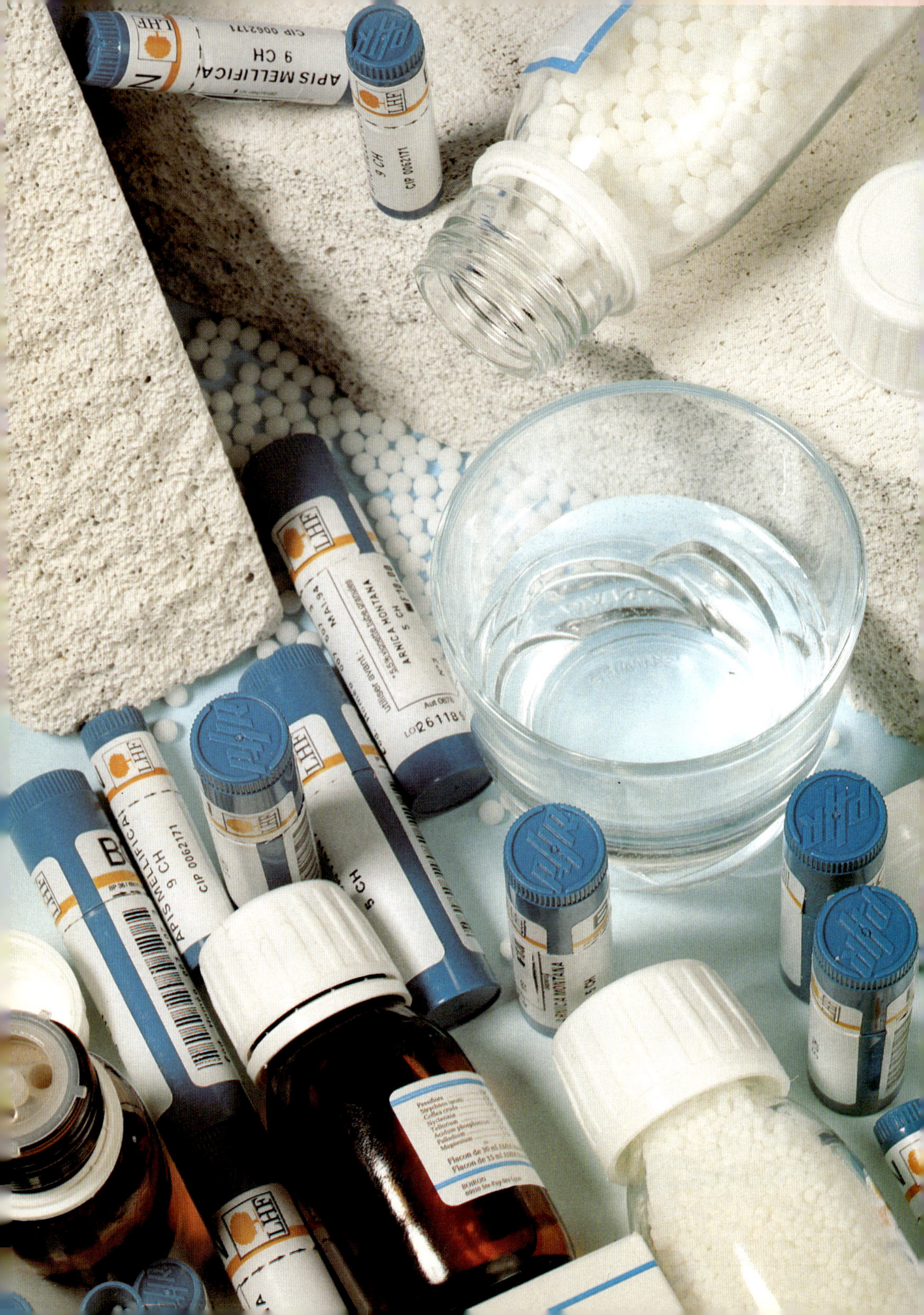

APIS MELLIFICA
9 CH
CIP 0062171
LHF
ARNICA MONTANA
5 CH
utiliser avant

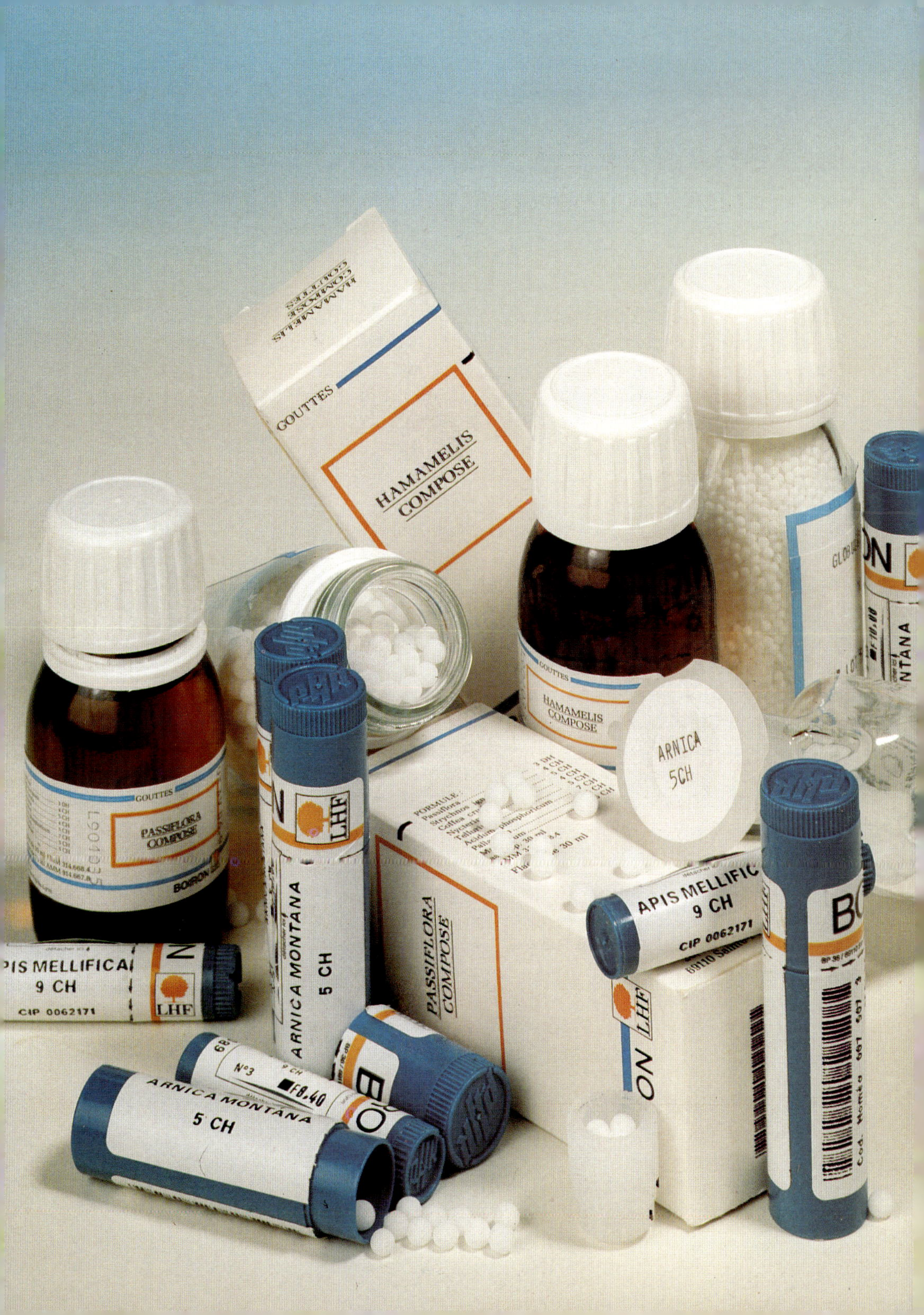
HAMAMELIS COMPOSE
GOUTTES
PASSIFLORA COMPOSE
ARNICA 5CH
APIS MELLIFICA 9 CH
CIP 0062171
ARNICA MONTANA 5 CH
LHF
BOIRON

# ORIGINE ET FABRICATION DES REMEDES HOMEOPATHIQUES

Toutes les substances employées en homéopathie sont celles tirées de la nature : métaux ou minéraux, plantes, extraits d'animaux, etc... (Depuis peu, on y a ajouté certains produits chimiques afin de combattre ces mêmes intoxications dans l'organisme). La liste de tous les produits constitue la NOMENCLATURE homéopathique.

**Voyons leur mode de fabrication :**

Après récolte, on élabore la **Teinture-Mère** de la plante qui servira à obtenir les différentes dilutions du remède.

**Prenons un exemple :**

Cueillons une plante de montagne, bien connue pour son efficacité contre les coups : l'ARNICA en pleine floraison. Nous la faisons **macérer** pendant 21 jours dans de l'alcool, à l'abri de la lumière, puis nous pressons la macération qui sera filtrée et conservée précieusement. Cela s'appelle aussi une **souche végétale**. Chaque souche, végétale, minérale ou animale sera définie par son nom latin : ARNICA MONTANA T.M. dans notre exemple. Pour les minéraux et les métaux, il est nécessaire de les piler très finement.

Bien entendu, les souches reçoivent en laboratoire de nombreux contrôles de qualité (analyses, chromatographies, etc...)

.A partir de la teinture-mère (T.M.), le laboratoire fabrique les **dilutions homéopathiques** encore appelées **dynamisations** puisqu'il faut agiter énergiquement le flacon selon une certaine méthode entre chaque dilution.

Cette dynamisation revêt une grande importance puisque l'agitation des molécules donnera l'énergie du produit dilué.

Il existe quatre sortes de dilutions homéopathiques. En France, deux sortes sont interdites à la fabrication, à savoir la méthode de KORSAKOFF et la dilution dite au 1/50 000$^{e}$ d'HAHNEMANN. Bien à regret... Parlons donc des deux sortes de dilutions hahnemaniennes que l'on trouve en France :

1) les basses dilutions encore appelées décimales :

**Teinture-Mère** 1 cm$^3$ + **Alcool dilué** 9 cm$^3$ = après agitation du flacon : **1$^e$ D.H.** 10 cm$^3$ (1$^e$ Décimale Hahnemanienne)

**1$^e$ D.H.** 1 cm$^3$ + **Alcool dilué** 9 cm$^3$ = après agitation du flacon : **2$^e$ D.H.** 10 cm$^3$ (2$^e$ Décimale Hahnemanienne)

**2$^e$ D.H.** 1 cm$^3$ + **Alcool dilué** 9 cm$^3$ = après agitation du flacon : **3$^e$ D.H.** 10 cm$^3$ (3$^e$ Décimale Hahnemanienne)

et ainsi de suite...

On appelle "basses dilutions" les dynamisations effectuées jusqu'à la 6$^e$ D.H. ou D6. Certains laboratoires tels que WELEDA (et WALA en Allemagne, Suisse...) poursuivent ce mode de dilution jusqu'à D30 et parfois D60 ou D200. Pour établir une correspondance avec les "Centésimales hahnemaniennes", il suffit de diviser par 2 le chiffre de la Décimale.

| | | | |
|---|---|---|---|
| D2 | = | 1 CH | Basses dilutions |
| D4 | = | 2 CH | |
| D6 | = | 3 CH | |
| D8 | = | 4 CH | Moyennes dilutions |
| D10 | = | 5 CH | |
| D14 | = | 7 CH | |
| D18 | = | 9 CH | Hautes dilutions |
| D24 | = | 12 CH | |
| D30 | = | 15 CH | |
| D60 | = | 30 CH | |

2) Les moyennes et hautes dilutions en Centésimales Hahnemaniennes

Voici schématiquement la méthode :

Les dilutions obtenues sont ensuite utilisées soit en gouttes (surtout dans les complexes), soit triturées dans du sucre qui s'en imprègne, soit dans de la pommade (vaseline), soit dans des suppositoires (beurre de cacao), etc...

Pour des raisons de commodité, les petits granules homéopathiques sont d'un usage très courant. Tube de verre ou de plastique, on distingue deux sortes de présentation :

- **le tube de granules** : petites sphères de sucre blanc (saccharose, lactose) imprégnées du produit, le tube en contient environ 75 granules.

*(Extrait de la nomenclature homéopathique BOIRON)*
*Origine du médicament :*
*I = Teinture-Mère d'origine indigène (plante qui pousse en France)*
*E = Teinture-Mère d'origine exotique*
*A = Substance animale*
*SC = Substance chimique*
*SM = Substance minérale*
** = Substances initialement vénéneuses délivrées sur prescription médicale*
*3 X signifie D 3 ou 3e Décimale Hahnemanienne.*

| DENOMINATION HOMEOPATHIQUE | SYNONYME | NOM FRANÇAIS | 1re DILUTION DELIVREE | TABLEAUX | 1re DILUTION EXONEREE | ORIGINE DU MEDICAMENT |
|---|---|---|---|---|---|---|
| **Argentum phosphoricum** | *Tri-argentii phosphas* | Phosphate d'argent | 3 CH | | | SC |
| **Argentum sulfuratum** | | Sulfure d'argent | 3 CH | | | SC |
| **Argentum sulfuricum** | *Argenti sulfas* | Sulfate d'argent | 3 CH | | | SC |
| **Argentum vitellinicum** | | Vitellinate Ag | 1 CH | | | SC |
| **Arginine** | | Arginine | 1 CH | | | SC |
| **Arion empiricorum** | *Limax* | Limace | TM | | | A |
| **Arisœma atrorubens** | *Arum Triphyllum* | Navet indien | TM | | | E |
| **Aristol** | | Dithymol diiodé | 2 CH | | | SC |
| **Aristolochia clematitis** | *Aristolochia* | Aristoloche clématite | TM | | | I |

| | | | | | | |
|---|---|---|---|---|---|---|
| **Aristolochia cymbifera** | *Aristolochia milhomens* | Guaco commercial | TM | | | E |
| **Aristolochia rotunda** | | Aristoloche à feuilles rondes | TM | | | I |
| **Aristolochia serpentaria** | *Serpentaria* | Serpentaire de Virginie | TM | | | E |
| **Aromoracia rusticana** | *Cochlearia armoracia* | Raifort sauvage | TM | | | I |
| **Arnica montana** | *Montana* | Arnique des montagnes | TM | | | I |
| **Arrhenal** | *Natrum methylarsinicum* | Méthylarsinate de sodium | 1 CH | C | 3 X | SC |
| **Arsenicum** | *Arsenicum album* | Anhydride arsénieux | 3X | A | 5X | SC |
| **Arsenicum album** | *Metallum album* *Arsenicum* *Arsenii anhydridum* | Anhydride arsénieux | 3X | A | 5X | SC |
| **Arsenicum bromatum** | | Bromure d'arsenic | 3 CH | A | 2 CH | SC |
| **Arsenicum citrinum** | *Arsenicum sulfuratum flavum* *Auripigmentum* | Orpiment | 3 CH | A | * | SC |
| **Arsenicum hydrogenosum** | | Hydrogène arsenié | 2 CH | | | SC |
| **Arsenicum iodatum** | *Metallum iodatum* *Arsenii triiodidum* | Iodure d'arsenic | 3X | A | 2 CH | SC |
| **Arsenicum metallicum** | | Arsenic métalloïde | 4 CH | A | * | SM |

- **la dose de globules** : plus petit que le granule, le globule est de la taille d'une tête d'épingle, la dose en contient environ 200 globules. A la différence des granules, **la dose doit être absorbée en une seule fois**. La dose est réservée aux "hautes dilutions" 12 CH, 15 CH et 30 CH.

## LES REGLES D'UTILISATION DE L'HOMEOPATHIE

❑ **A faire :**

- Granules ou globules doivent être versés sous la langue, puis les laisser fondre ou sucer lentement.
- Gouttes : à verser dans 1/3 ou 1/2 verre d'eau et à boire à petites gorgées (si possible de l'eau pure, non javellisée).
- Pour les nourrissons, il est possible de diluer les granules dans de l'eau ou dans le lait d'un biberon.
- Le maximum d'efficacité est obtenu en absorbant ces remèdes à jeun ou 1/4 d'heure avant ou 1 1/2 heure après les repas.

❑ **A éviter :**

- Certains produits diminuent ou suppriment l'effet de l'Homéopathie : la menthe, le menthol, le camphre, certaines essences de plantes, le café et le tabac (si l'on fume juste avant de sucer les granules). Attention aux chewing-gum, bonbons etc...
- Il est souhaitable de ne pas toucher les granules avec les doigts : le bouchon du tube est creusé de façon à y déposer 3 granules que l'on verse ensuite sous la langue.

Nous conseillons de conserver les remèdes homéopathiques à l'abri de la chaleur et de produits odorants ou volatiles (solvant pour vernis à ongles par exemple).

Comme l'absorption de l'énergie du remède s'effectue à travers les muqueuses de la bouche, il est nécessaire que celle-ci soit en état de laisser passer l'information. Il ne vous viendrait pas à l'idée d'emballer une prise de courant dans un sac en plastique avant de brancher votre appareil électrique ! Cette condition de "bouche propre" est très importante. Méfiez-vous cependant des dentifrices à la menthe. Votre pharmacien saura vous conseiller un dentifrice compatible avec l'homéopathie.

Il y aurait encore beaucoup à dire sur les remèdes homéopathiques et sur la façon de s'en servir. Sachons encore qu'il existe des remèdes complémentaires entre eux, des incompatibles, des antidotes. Mais cela est du domaine du thérapeute spécialiste.

De même, il existe diverses conceptions homéopathiques :
- soit n'utiliser qu'un seul remède à la fois, mais en haute dilution (méthode du Dr. KENT), cela s'appelle UNICISME,
- soit absorber plusieurs remèdes différents dans la même journée, c'est le PLURALISME,
- soit employer des mélanges préfabriqués ou en préparation magistrale (élaborée par le laboratoire selon la prescription) : c'est le COMPLEXISME.

Par mesure de simplification, nous conseillons ici des remèdes à absorber selon certaines indications selon le mode pluraliste ainsi que les complexes homéopathiques dont l'action de DRAINAGE est connue de tous.

Bien entendu, nous ne conseillons que des remèdes courants et faciles à trouver, dans toutes les pharmacies homéopathiques, tout en sachant qu'il existe près de 2 000 produits qui constituent la MATIERE MEDICALE HOMEOPATHIQUE.

Certains complexes homéopathiques sont diffusés dans les magasins de régime et diététique de tous les pays de la Communauté Européenne. Nous avons signalé ici ceux qui sont actuellement distribués en France.

**Retenons qu'il n'y a aucune contre-indication à l'usage de l'homéopathie. Cela signifie que les remèdes homéopathiques peuvent être associés sans risque aux autres médicaments (allopathie).**

Signalons enfin qu'il se produit parfois des réactions salutaires d'élimination des toxines du corps, cette forme d'aggravation temporaire, dénommée "crise curative", annonce une évolution favorable de la maladie. En cas de doute, le médecin homéopathe est seul compétent pour en juger.

Au départ d'une affection ou d'un trouble de santé, il est toujours conseillé de consulter son médecin de famille pour avoir un diagnostic positif de la maladie ; les explications et commentaires fournis en regard de chaque cas traité dans ce livre sont destinés à vous aider à mieux comprendre le fonctionnement de votre organisme.

Nous pensons sincèrement que ce guide pratique vous aidera à venir au bout de vos misères de santé. Vous serez surpris de l'efficacité de certains remèdes homéopathiques. En cas de doute ou d'échec éventuel, n'hésitez pas à consulter le médecin spécialiste homéopathe en lui indiquant toutes les modalités de vos malaises, c'est-à-dire vos antécédants (= anciennes maladies) puis vos goûts (sucré, salé, acide...), votre caractère, ce qui vous améliore et ce qui vous aggrave : le chaud, le froid, la lumière, l'orage, la nuit, le repos, le mouvement, une position, les repas, les aliments, les règles, les lieux (mer, montagne), les émotions, les habitudes, les contrariétés, etc...
De cette manière, il vous soignera au mieux.

Bien sûr, les "formules-standard" que nous vous proposons ici sont établies en fonction des cas-type que le praticien rencontre le plus fréquemment. Pour chaque cas traité, vous aurez la possibilité de choix entre les granules à sucer ou les complexes en gouttes. A vous de tester votre réceptivité vis-à-vis de telle méthode ou de tel produit.

Un dernier conseil : prenez soin de votre hygiène (exercice physique, usage de l'eau) et de votre alimentation qui sont les facteurs fondamentaux pour la santé.

Mais avec l'aide de cette énergie particulière qu'est l'Homéopathie, vous ne craindrez plus l'épreuve physique et morale de la maladie ; ainsi vous retrouverez l'équilibre, la santé et la joie de vivre que vous communiquerez à votre famille et à vos amis.

# LES SYSTEMES

## (ou fonctions de l'organisme)

## Leurs affections et leurs remèdes homéopathiques

- **cardio-vasculaire** (cœur et vaisseaux)

- **cutané** (peau et téguments)

- **digestif** (bouche - estomac - intestins et annexes - foie - vésicule biliaire - pancréas)

- **locomoteur** (os - articulations - muscles)

- **nerveux**

- **respiratoire et O.R.L.** (bronches - poumons et nez - gorge - oreilles)

- **urinaire et génital** (reins - vessie - organes génitaux de la femme et de l'homme)

- **divers** (trucs pour divers troubles)

# LE SYSTEME CARDIO-VASCULAIRE

## Affections traitées

**- Acrocyanose - Angine de poitrine - Artérite - Artériosclérose - Arythmie - Cardiopathies - Hypertension artérielle (HTA) - Hypotension - Infarctus du myocarde - Insuffisance cardiaque - Hémorroïdes - Lymphangite - Lymphœdème - Palpitations - Phlébite - Périphlébite - Varices - Ulcère variqueux**

## LE CŒUR ET LA FONCTION CARDIAQUE

Le **cœur** est un muscle creux et cloisonné, gros comme le poing ; il est situé au bas de la cage thoracique, posé sur le diaphragme et sous le poumon gauche.

Le cœur est le centre de l'être humain et de son système rythmique. Considéré à tort comme une simple pompe, il est en réalité un organe sensoriel : le cœur perçoit en effet toutes les modifications sanguines dont il est le régulateur et véritablement le pulsateur par les tourbillons qu'il crée dans les vaisseaux sanguins.

Les affections qui touchent le cœur et les gros vaisseaux sont :

- insuffisance cardiaque, éréthisme cardiaque,
- infarctus du myocarde,
- inflammations : péricardite, myocardite, endocardite, aortite,
- arythmies,
- angine de poitrine ou angor,
- cœur sénile (cardiosclérose),
- cardiopathies valvulaires.

## LES VAISSEAUX SANGUINS ET LYMPHATIQUES

Les **vaisseaux sanguins** et **lymphatiques** constituent l'ensemble de la tuyauterie circulatoire des liquides extra-cellulaires. On distingue les **artères** nourricières en sang oxygéné, les **veines** collectrices du sang chargé des déchets métaboliques et les **vaisseaux lymphatiques** qui drainent de nombreuses substances de l'intestin et portent le système de défense de l'organisme.

Les affections qui touchent les vaisseaux sont des angiopathies :

❑ Artères : - artérite, artériosclérose,
- hypertension, hypotension artérielle,
- anévrisme, embolie, acrosyndromes (paresthésie, cyanose).

❑ Veines : - varice, ulcère variqueux,
- phlébite, périphlébite,
- hémorroïdes, varicocèle, thrombose veineuse.

❑ Lymphe : - lymphangite, lymphœdème.

A noter que le sang circulant représente un volume d'environ 6 litres, alors que la lymphe du corps est de l'ordre de 20 à 22 litres pour un adulte de 70 kgs. !

## ACROCYANOSE

Mains ou pieds toujours glacés et de couleur violacée, ce trouble circulatoire est souvent d'origine neuro-glandulaire et exacerbé par le froid.

❑ 3 granules de chaque matin et soir :
- Pulsatilla 5 CH
- Secale cornutum 5 CH.

❑ 10 granules à sucer au réveil une seule fois par semaine (par exemple chaque dimanche) :
- Phosphorus tri-iodatus 5 CH.

## ANGINE DE POITRINE / ANGOR

Douleur violente et oppressante dans la région du cœur à la suite d'une émotion ou d'un effort. Appeler le médecin et :

❑ 3 granules toutes les 10 minutes :
- Cactus grandiflorus 4 CH
- Spigelia 4 CH
- Gelsemium 4 CH.

❑ 1 dose au début de la crise :
- Aconit 7 CH dose

(ce traitement peut être complémentaire à celui du médecin à raison de 3 granules de chaque 1 à 2 fois par jour).

## ARTERITE / ARTERIOSCLEROSE

Durcissement des artères qui se bouchent progressivement par des dépôts d'athérome entraînant des crampes et une claudication (difficulté ou impossibilité) à la marche.

❑ 3 granules de chaque à sucer matin et soir :
- Cuprum 4 CH
- Secale cornutum 4 CH.

❑ 10 granules à sucer chaque dimanche en alternant :
- Baryta carbonica 9 CH
- Aurum metal 9 CH
- Luesinum 9 CH.

**Complexes :**

❑ 1 comprimé à croquer matin et soir :
- Bio-Mag.

❑ 20 gouttes avant les 2 repas :
- Scléro-Drainol ou

❑ 2 comprimés à sucer matin et soir :
- Sclérocalcine.

## CARDIOPATHIE

Toutes les maladies affectant le cœur qui entraînent des douleurs thoraciques, un essoufflement, des palpitations et une cyanose sont désignées par le mot de cardiopathie.

Certaines sont congénitales (de naissance), d'autres acquises par maladie (rhumatismale ou athérosclérose).

Pour cette forme d'affection du cœur, il est préférable de consulter un homéopathe après le cardiologue.

## HYPERTENSION ARTERIELLE (HTA)

Augmentation de la pression des artères. Traitement complémentaire possible à celui du médecin.

❑ 3 granules au réveil :
- Baryta carbonica 4 CH.

❑ 3 granules au coucher :
- Glonoïn 4 CH.

**Si nerveux :**

❑ 3 granules à 10 heures et 16 heures :
- Ignatia 5 CH.

**Si céphalée :**

❑ 3 granules à 10 heures et 16 heures :
- Melilotus 4 CH.

**Si ménopause :**

❑ 3 granules à 10 heures et 16 heures :
- Lachesis 5 CH.

❑ 10 granules à sucer chaque dimanche au réveil :
- Sulfur 9 CH.

**Complexe :**

❑ 20 gouttes par jour :
- Biocarde.

## HYPOTENSION ARTERIELLE

Abaissement de la pression artérielle ayant plusieurs origines possibles : fatigue ou insuffisance surrénale ou collapsus vasculaire. Consulter le médecin.

❑ 3 granules matin et soir :
- Ephedra 4 CH.

**Complexe :**

❑ 1 cuil. à soupe 3 fois par jour :
- Vinicard au Cascarilla.

## INFARCTUS DU MYOCARDE

Oblitération des artères coronaires nourricières du cœur. En plus du traitement médical, utiliser les remèdes de l'Angine de poitrine ou Angor.

**Complexe :**

❑ 20 gouttes 3 fois par jour :
- Soludor.

## INSUFFISANCE CARDIAQUE

Difficulté du cœur à assurer le débit sanguin nécessaire pour l'irrigation des tissus.

❑ 3 granules au réveil :
- Aurum metallicum 5 CH.

❑ 3 granules à 10 heures et 16 heures :
- Digitalis 4 CH.

❑ 3 granules au coucher :
- Crataegus 4 CH.

**Complexes :**

❑ 20 gouttes de chaque avant 2 repas :
- Kalmia Complexe
- Crataegus Complexe.

## HEMORROIDES

Dilatation des veines dans la région de l'anus.

❑ 3 granules au réveil :
- Aesculus 5 CH.

❑ 3 granules à 10 heures et 16 heures :
- Hamamelis 5 CH.

❑ 3 granules au coucher :
- Paeonia 4 CH.

❑ 10 granules chaque dimanche au réveil :
- Nux Vomica 9 CH.

**Complexe :**

❑ 15 gouttes avant les 3 repas :
- Aesculus composé.

❑ 5 granules avant les 3 repas :
- Boribel n° 40.

**Si fissure anale :**

❑ 3 granules de chaque 2 fois par jour :
- Nitric. acid. 5 CH (Nitricum acidum)
- Ratanhia 5 CH.

**Si fistule :**

❑ 3 granules de chaque 2 fois par jour :
- Berberis 4 CH
- Nitric. acid. 4 CH.

**Localement :**

- pommade ou suppositoires Avenoc.

## LYMPHANGITE

Inflammation des vaisseaux lymphatiques. Si c'est un cas aigü, consultez d'urgence votre médecin. Si votre cas est chronique :

❑ 3 granules au réveil :
- Bryonia 4 CH

❑ 3 granules à 10 heures, à 16 heures et au coucher :
- Vipera 4 CH.

**Complexe :**

- ❑ 10 gouttes avant les repas :
  - Scrofularia Composé.

## PALPITATIONS

Sensation de battements du cœur dans la poitrine et/ou dans la tête.

- ❑ 3 granules de chaque en alternant toutes les 10 minutes :
  - Lycopus 4 CH
  - Gelsemium 4 CH
  - Spigelia 4 CH.
- ❑ 3 granules au réveil et au coucher :
  - Ignatia 9 CH

**Complexe :**

- ❑ 20 gouttes 2 ou 3 fois par jour :
  - Soludor.

## PHLEBITE

Inflammation d'une veine avec formation d'un caillot qui l'obstrue (paraphlébite : sans caillot).

En complément du traitement anti-coagulant et anti-inflammatoire :

- ❑ 3 granules au réveil :
  - Pulsatilla 4 CH
- ❑ 3 granules à 10 heures et 16 heures :
  - Bothrops 5 CH
- ❑ 3 granules au coucher :
  - Vipera 5 CH,
    ou bien toutes les heures en alternant (si cas aigu)
- ❑ 1 dose un matin au réveil :
  - Thuya 7 CH dose.

**Complexes :**

- ❑ 20 gouttes avant les 3 repas :
  - L. 28 ou
  - Hamamélis Composé.

## VARICES

Dilatation persistante d'une veine.

- ❑ 3 granules au réveil :
  - Vipera 5 CH.
- ❑ 3 granules à 10 heures et 16 heures
  - Calcarea fluorica 5 CH.
- ❑ 3 granules avant midi :
  - Nux vomica 5 CH.
- ❑ 3 granules au coucher :
  - Hamamelis 5 CH.

**Complexes :**

- ❑ 20 gouttes au lever et au coucher :
  - Thlascose ou
  - Veino-Drainol ou
- ❑ 5 granules à sucer 3 fois pas jour :
  - Boribel n° 40.

**Complexe en diététique :**

- ❑ 30 gouttes 3 fois par jour:
  - P.H.O. n° 17.

## ULCERE VARIQUEUX

Ulcération chronique avec nécrose des tissus de la jambe due à des troubles circulatoires.

Consultez votre médecin pour le

traitement local et interne.

Ajoutez-y :

❑ 3 granules au réveil :
- Bellis perennis 4 CH.

❑ 3 granules avant midi :
- Carbo animalis 4 CH.

❑ 3 granules au coucher :
- Lachesis 4 CH.

**Si indolore**

❑ 3 granules à 10 heures et 16 heures :
- Fluoric. acid. 5 CH. (Fluoricum acidum)

**Si douloureux :**

❑ 3 granules à 10 heures et 16 heures :
- Nitric. acid. 5 CH.

**Complexes :**

identiques aux "varices".

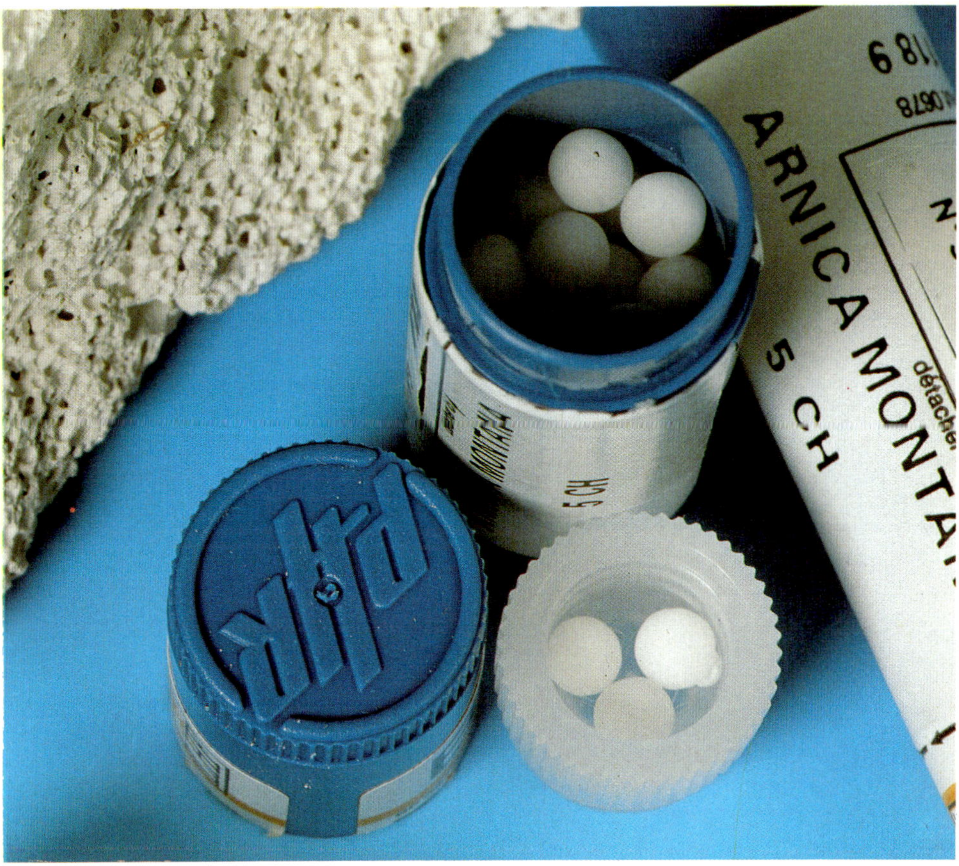

# LE SYSTEME CUTANE

## Affections traitées :

**- Abcès - Acné - Alopécie (chute de cheveux) - Eczéma - Erythème - Furonculose - Herpès - Impétigo (croûtes de lait) - Mycose - Pelade - Prurit - Psoriasis - Sueur - Transpiration - Urticaire - Verrues - Vitiligo - Zona**

## LA PEAU ET LA FONCTION CUTANEE

La **peau** est une triple membrane neuro-sensorielle qui recouvre complètement la surface du corps ; elle représente surtout une barrière protectrice vis-à-vis du monde environnant en s'opposant à la lumière, à la chaleur ou au froid et à toutes les agressions extérieures ; de plus, la peau participe intensément aux processus métaboliques et glandulaires de l'organisme dont elle est le reflet.

En résumé, la peau est simultanément rein et poumon, cœur et foie, glande endocrine et organe sensoriel ; elle est donc le miroir de l'individu tout entier.

Les affections qui touchent la peau et sa fonction sont :
- érythèmes, urticaire, acné, furonculose, pyodermite, prurit,
- herpés, verrues, kératodermie, kératose, sclérodermie,
- eczéma, psoriasis, vitiligo...

### ABCES

Poche de pus sous la peau ou une muqueuse, avec rougeur, chaleur, gonflement et douleur au niveau local.

❑ 3 granules au lever :
- Hepar sulfur 5 CH.

❑ 3 granules de chaque à sucer 3 fois par jour :
- Echinacea 4 CH
- Myristica 4 CH.

❑ 1 dose à sucer une seule fois au début :
- Pyrogenium 7 CH dose.

**Complexes :**

❑ 20 gouttes avant les 3 repas :
- Calendula Complexe ou
- Echinacea Complexe.

**Complexe en diététique :**

❑ 30 gouttes 3 fois par jour :
- P.H.O. n° 3.

## ACNE

Maladie de peau provenant de l'infection (à staphylocoques le plus souvent) des bulbes pileux du visage et parfois des épaules et du dos. L'origine en est un excès de séborrhée dû à l'état général (croissance) ou à un déséquilibre hormonal (puberté).

❑ 3 granules à sucer au réveil en alternant un jour l'un, un jour l'autre :
- Sulfur iodatum 5 CH
- Kalium bromatum 4 CH.

❑ 3 granules à sucer au coucher en alternant un jour l'un, un jour l'autre :
- Pulsatilla 5 CH
- Eugenia jambosa 4 CH.

❑ 10 granules à sucer au réveil chaque dimanche alternativement :
- Staphylococcinum 9 CH
- Thuya 9 CH
- Graphites 9 CH.

**Complexes :**

❑ 20 gouttes avant les 2 repas :
- Dermo-Draino ou
- Scabiosa Complexe.

**Complexe en diététique :**

❑ 30 gouttes 3 fois par jour :
- P.H.O. n° 5.

## ALOPECIE

Chute réversible des cheveux (contrairement à la calvitie qui ne peut repousser) due à une maladie ou un choc émotionnel.

❑ 3 granules de chaque à sucer matin et soir :
- Sepia 5 CH
- Selenium 5 CH
- Lycopodium 5 CH.

**Modalité :**

**après une longue maladie :**

❑ 3 granules matin et soir :
- Thallium aceticum 5 CH.

## ECZEMA

Maladie de peau caréctérisée par une évolution en quatre phases :
- rougeurs et œdèmes (érythème)
- vésicules très fines et démangeaisons (prurit)
- suintante et croûteuse
- desquamative.

Dans les cas chroniques, on observe un épaississement de la peau et des poussées prurigineuses et desquamantes selon la nature de l'eczéma. Consultez dermatologue et homéopathe si besoin.

❑ 3 granules à sucer au réveil alternativement un jour l'un, un jour l'autre :
- Sulfur 5 CH
- Arsenicum iodatum 4 CH.

❑ 3 granules à sucer au coucher alternativement un jour l'un, un jour l'autre :
- Petroleum 5 CH
- Hydrocotyle asiatica 4 CH.

❑ 1 dose une fois par mois :
- Psorinum 15 CH dose.

**Modalités :**

**Si fissures :**

❑ 3 granules à 10 heures et 16 heures :
- Mezereum 5 CH.

**Si eczéma suintant :**

❑ 3 granules de chaque à 10 heures et 16 heures :
- Pix liquida 4 CH
- Graphites 4 CH.

**Complexes :**

❑ 20 gouttes 3 fois par jour avant repas :
- Saponaria Composé.

**Complexe en diététique :**

❑ 30 gouttes 3 fois pas jour :
- P.H.O. n° 7.

## ERYTHEME

Rougeur de la peau qui s'efface à la pression. La dilatation des capillaires qui amène cette rougeur peut provenir du soleil (érythème solaire ou coup de soleil), d'un frottement (érythème fessier des nourrissons), d'allergie ou de maladies infectieuses.

❑ 3 granules chaque 1/4 d'heure alternativement en cas aigu ou 2 à 3 fois par jour si persistance :
- Aethusa cynapium 5 CH
- Urtica 4 CH
- Belladona 4 CH.

❑ 1 dose au début :
- Medorrhinum 9 CH dose.

**Complexes :**

❑ 10 gouttes avant les 3 repas :
- Euphorbium Complexe.

**Complexe en diététique :**

❑ 30 gouttes 3 fois par jour :
- P.H.O. n° 67.

## FURONCULOSE

Infection d'un bulbe pileux par le staphylocoque doré provoquant un gros abcès (clou ou anthrax) et se propageant volontiers sur un organisme affaibli ou lors de maladie comme le diabète.

❑ 3 granules de chaque au réveil :
- Hepar sulfur 5 CH
- Anthracinum 5 CH.

❑ 3 granules au coucher :
- Silicea 5 CH.

❑ 10 gouttes avant les 3 repas :
- Lappa major D3.

**Localement :**
- Onguent K.L.C.

❑ 1 dose un matin :
- Staphylococcinum 9 CH dose.

**Complexes :**

❑ 20 gouttes avant les repas :
- Echinacea Complexe ou
- Saponaria Composé.

**Complexe en diététique :**

❑ 30 gouttes 3 fois par jour :
- P.H.O. n° 3.

## HERPES

Affection virale qui touche la peau et surtout les muqueuses (bouche, nez, organes génitaux) formant des vésicules douloureuses relativement contagieuses. Certains herpès peuvent avoir un caractère grave (par exemple le zona).

❑ 3 granules tous les 1/4 d'heure ou 3 fois par jour :
- Rhus tox 4 CH
- Croton 4 CH
- Anagallis 4 CH

❑ 10 granules chaque dimanche au réveil :
- Natrum mur. 9 CH. (Natrum muriaticum)

## IMPETIGO

Infection contagieuse de la peau avec formation de croûtes étendues recouvrant du pus.

❑ 3 granules de chaque à sucer 3 fois par jour :
- Antimonium crudum 4 CH
- Mezereum 4 CH
- Arum triphyllum 4CH.

❑ 10 granules à sucer au réveil chaque dimanche alternativement :
- Psorinum 9 CH
- Calcarea carbonica 9 CH.

## MYCOSE

Sorte de champignon microscopique se développant au niveau de la peau ou des muqueuses sur un organisme carencé ou affaibli. Le diagnostic de mycose sera établi par le médecin.

❑ Au lever :
- Kali bichromicum 5 CH.

❑ Au coucher :
- Mercurius cyanatus 5 CH.

❑ 10 granules chaque dimanche au réveil :
- Mucor Mucedo 15 CH.

**Complexe :**

❑ 15 gouttes avant les 3 repas :
- Saponaria Composé.

## PELADE

Chute des cheveux ou des poils par plaques parfaitement circonscrites. Affection fréquemment engendrée par un déséquilibre neuro-végétatif.

❑ 3 granules au réveil :
- Thallium acet. 5 CH.

❑ 3 granules à midi :
- Selenium 5 CH.

❑ 3 granules au coucher :
- Fluoric. acidum 5 CH.

❑ 15 gouttes avant les 2 repas :
- Vinca minor D3.

❑ 10 granules au réveil chaque dimanche :
- Phosphorus 7 CH.

## PRURIT

Démangeaison intense sur une sorte de papule (= plaque rouge et gonflée) analogue à l'urticaire.

❑ 3 granules chaque 1/4 d'heure en alternant ou 3 fois par jour :
- Apis 4 CH
- Urtica urens 4 CH
- Dolichos pruriens 4 CH.

**Modalités**

**Si prurit nerveux :**

❑ 3 granules 2 fois par jour :
- Ambra grisea 5 CH.

**Si prurit allergique :**

❑ 3 granules 2 fois par jour :
- Serum equi 5 CH.

**Si prurit génital :**

❑ 3 granules 2 fois par jour :
- Caladium 5 CH.

❑ 10 granules au réveil chaque dimanche :
- Ignatia 9 CH.

**Complexe** :

❑ 20 gouttes avant les 2 repas :
- Cistus canadensis Complexe.

## PSORIASIS

Maladie chronique et tenace la peau qui présente des rougeurs, épaississements et desquamations soit en plaques, soit en gouttes, soit en anneau. Cette affection dépendante du système nerveux évolue par poussées et peut même atteindre les articulations (rhumatisme psoriasique).

❑ 3 granules au réveil :
- Aethiops mercurialis 5 CH.

❑ 3 granules à midi :
- Zea italica 4 CH.

❑ 3 granules au coucher :
- Kalium arsenicosum 5 CH.

❑ 10 granules au réveil chaque dimanche en alternant :
- Graphites 9 CH
- Arsenicum iodatum 9 CH.

**Modalités :**

**Si au cuir chevelu :**

❑ 3 granules de chaque à 10 heures et 16 heures :
- Hydrastis 5 CH
- Calcarea carbonica 5 CH.

**Si aux coudes, genoux ou ongles :**

❑ 3 granules à 10 heures et 16 heures :
- Sepia 5 CH.

**Si aux oreilles :**

❑ 3 granules à 10 heures et 16 heures :
- Teucrium 5 CH.

**Si à la paume des mains :**

❑ 3 granules à 10 heures et 16 heures :
- Pulsatilla 5 CH.

**Si en anneaux :**

❑ 3 granules à 10 heures à 16 heures :
- Tellurium 5 CH.

**Si en carte de géographie :**

❑ 10 gouttes avant les 3 repas :
- Hydrocotyle D3.

**Si en gouttes d'eau :**

❑ 3 granules à 10 heures et 16 heures :
- Arsenicum album 5 CH.

**Complexe :**

❑ 10 gouttes avant les 3 repas :
- Euphorbium Complexe.

**Complexe en diététique :**

❑ 30 gouttes 3 fois par jour :
- P.H.O. n° 11.

## SUEUR / TRANSPIRATION

La sudation peut être la manifestation d'une maladie infectieuse (tuberculose, paludisme...) ou glandulaire ou une expression nerveuse.

❑ 3 granules de chaque matin et soir :
- Sambucus 4 CH
- Phosphoricum acidum 5 CH.

**Modalités :**

**Si sous les bras :**

❑ 3 granules de chaque 1 ou 2 fois par jour selon le cas :
- Petroleum 5 CH
- Sepia 5 CH
- Silicea 5 CH.

**Si aux mains et aux pieds :**

❑ 3 granules de chaque 1 ou 2 fois par jour selon le cas :
- Nitric. acid. 5 CH
- Magnesia mur. 5 CH (Magnesia muriatica)
- Sanicula 5 CH.

**Si à la ménopause :**

❑ 3 granules 1 ou 2 fois par jour selon le cas :
- Jaborandi 4 CH
- Salvia 4 CH.

**Complexe :**

❑ 10 gouttes avant les 3 repas :
- Saponaria Composé.

## URTICAIRE

Eruption cutanée formée de papules plus ou moins étendues, de couleur rouge-rosé, avec démangeaisons semblables à celles de piqûres d'ortie. La cause en est le plus souvent allergique.

❑ 3 granules au réveil :
- Serum equi 5 CH

❑ 3 granules chaque 1/4 d'heure alternativement ou 2 à 3 fois par jour :
- Urtica urens 4 CH
- Fragaria 4 CH.

❑ 10 granules au coucher le 1er jour puis 10 granules au réveil chaque dimanche :
- Histaminum 9 CH.

**Modalité :**

**Si urticaire géant :**

❑ 3 granules à sucer 3 fois par jour :
- Physalis 5 CH.

## VERRUES

Petites tumeurs virales bénignes de la peau et des tissus sous-jacents. Certaines sont contagieuses.

❑ 3 granules au réveil :
- Thuya 7 CH.

❑ 3 granules au coucher :
- Antimonium crud. 7 CH. (Antimonium crudum)

**Modalités :**

**Si au visage :**
- Causticum 5 CH
- Dulcamara 4 CH.

**Si sur tout le corps :**
- Staphysagria 5 CH
- Natrum sulf. 5 CH. (Natrum sulfuricum)

**Si sur les bras :**

- Silicea 5 CH
- Calcarea carbonica 5 CH
- Sepia 5 CH.

**Si sur la main :**

- Bufo 4 CH
- Natrum mur. 5 CH
- Ruta 4 CH

**Si sur les doigts :**

- Antimonium crud. 5 CH
- Thallium 5 CH.

**Si au bout des doigts :**

- Causticum 4 CH
- Lycopodium 4 CH.

**Si aux orteils ou pieds :**

- Spigelia 5 CH
- Nitric. acid. 5 CH.

❑ Faire une cure de Magnésium de 3 à 6 semaines (Delbiase ou Verrulyse-Methionine...).

**Complexes :**

❑ 10 gouttes avant les 2 repas :

- Thuya Complexe ou
- Homéodose n° 28 ou
- Abbé Chaupitre n° 79.

**Complexe en diététique :**

❑ 30 gouttes 3 fois par jour :

- P.H.O. n° 1.

## VITILIGO

Dépigmentation locale de la peau, le plus souvent en plaques arrondies bien blanches, dont les origines sont nombreuses et complexes, mais les nerfs y sont pour beaucoup !

Prenez pendant plusieurs mois :

❑ 3 granules au réveil :

- Mica 5 CH.

❑ 3 granules à midi :

- Argentum nitr. 5 CH. (Argentum nitricum)

❑ 3 granules au coucher :

- Sepia 5 CH.

**Complexe :**

❑ 10 gouttes avant les 2 repas :

- Saponaria Composé.

## ZONA

Eruption de vésicules sur un trajet des nerfs sensoriels d'un seul côté du corps ayant pour origine un virus de la famille de l'herpès. Maladie très douloureuse qui affecte surtout les personnes âgées et qui peut laisser des séquelles névralgiques considérables. Consulter le médecin.

❑ 1 dose dès que possible :

- Arsenicum album 30 CH dose.

❑ 1 dose le lendemain matin :

- Vaccinotoxinum 9 CH dose.

❑ 3 granules à sucer toutes les heures alternativement puis 3 fois par jour :

- Rhus tox. 5 CH (Rhus toxicodendron)
- Ranunculus 5 CH
- Mezereum 5 CH
- Croton 5 CH.

**Complexes :**

❑ 10 gouttes de chaque avant les 2 repas :

- Euphorbium Complexe
- Hypericum Complexe.

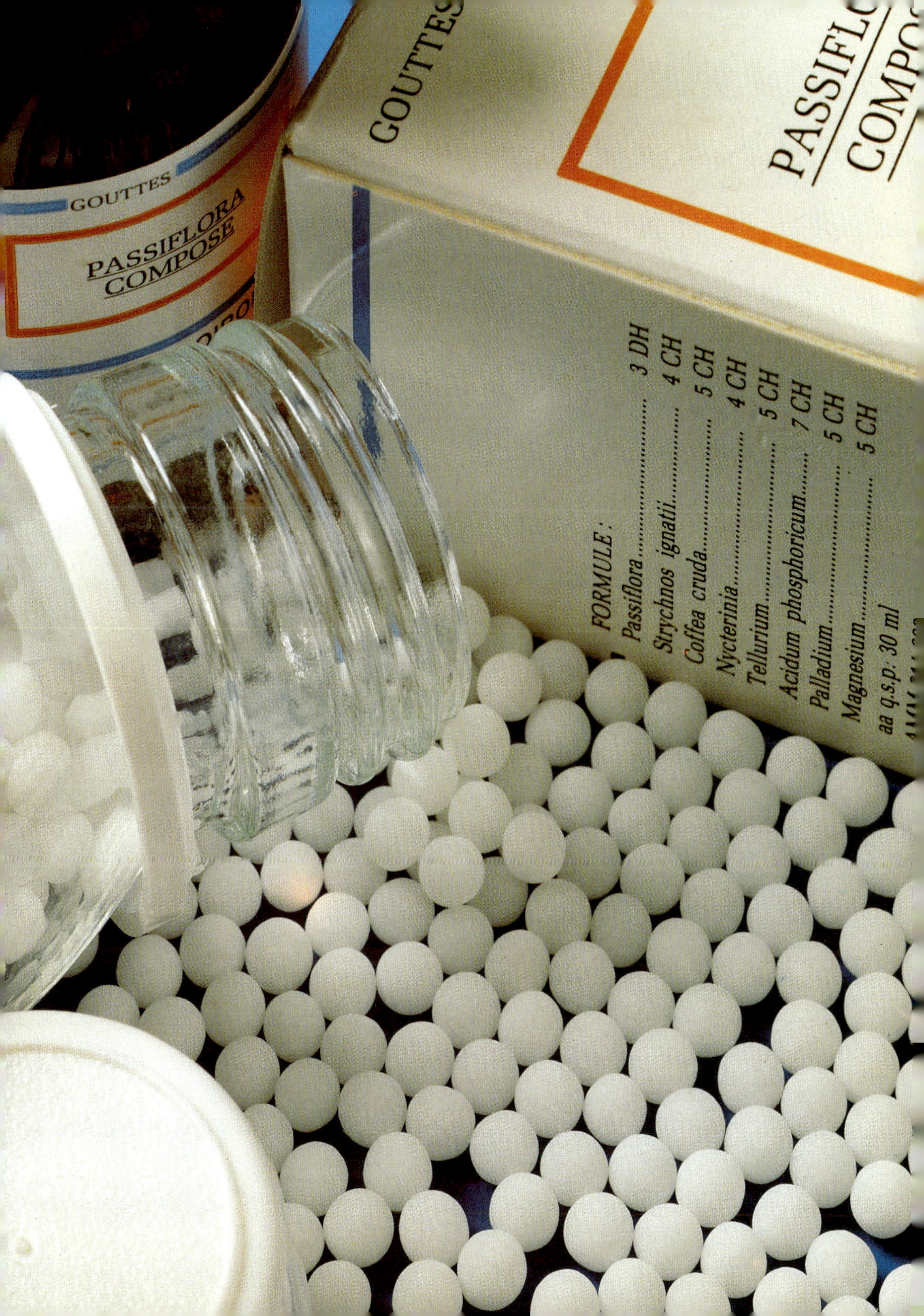
GOUTTES
PASSIFLORA
COMPOSE
GOUTTES
FORMULE :
Passiflora........................ 3 DH
Strychnos ignatii............... 4 CH
Coffea cruda..................... 5 CH
Nycterinia......................... 4 CH
Tellurium............................ 5 CH
Acidum phosphoricum........ 7 CH
Palladium............................ 5 CH
Magnesium......................... 5 CH
aa q.s.p. 30 ml

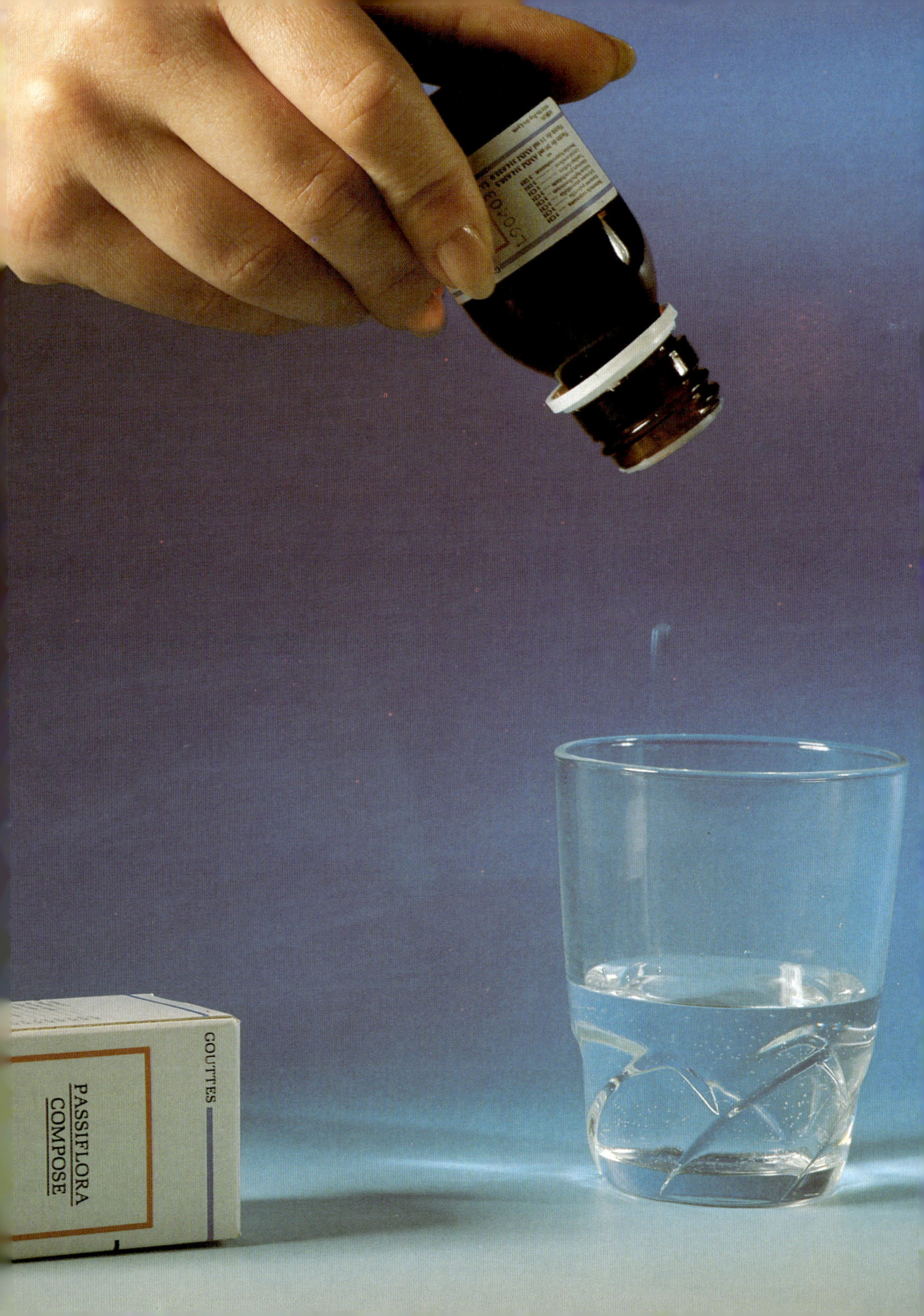

GOUTTES
PASSIFLORA
COMPOSE

## LE SYSTEME DIGESTIF

### Affections traitées :

**Bouche et estomac :**

**- Aérophagie - Aphtes - Boulimie - Crampes d'estomac - Embarras gastrique (digestion lente) - Flatulences - Gastrite (dyspepsie hyper ou hypo-acide) - Ulcère (gastro-duodénal) - Vomissements**

**Intestins :**

**- Appendicite - Constipation - Diarrhée (infantile - adulte) - Entéro-colite (coliques intestinales) - Hémorroïdes - Vers intestinaux**

**Foie - Vésicule biliaire - Pancréas :**

**- Acétone - Cholécystite (angiocholite) - Congestion hépatique - Diabète - Insuffisance hépatique - Jaunisse (ictère) - Lithiase biliaire (calculs biliaires)**

## LE SYSTEME DIGESTIF

Le **tube digestif** est une longue tuyauterie de forme variée allant de la bouche à l'anus et servant à la transformation des aliments en vue de leur assimilation.

Dans ce tube digestif, les aliments subissent une véritable désintégration puis une restructuration particulière propre à l'individu permettant la vie du corps tant au niveau de l'énergie que de la réparation des cellules et des tissus.

Les affections qui touchent le tube digestif sont :

- nausées, vomissements, dyspepsie, ulcère gastrique, hernie hiatale,
- aérophagie, gastrite, pancréatite, colite, ballonnements,
- constipation, diarrhée, dysenterie, appendicite, intoxication...

En annexe au tube digestif, on trouve deux organes essentiels : le complexe foie-vésicule biliaire et le pancréas.

Le **foie** est un organe vital placé sous les côtes flottantes à droite sous le diaphragme, c'est à dire dans le haut de l'abdomen droit. Le foie remplit de nombreuses fonctions (une centaine au total) dont les principales sont la transformation des sucres et des graisses, leur stockage ainsi que, surtout une profonde épuration du sang veineux. On peut donc qualifier le foie d'organe filtre par excellence.

Les troubles de la fonction hépatique ont de nombreuses causes possibles : facteurs alimentaires, surmenage physique ou intellectuel, stress, troubles du psychisme, congestion par le chaud ou par le froid, troubles circulatoires, dérèglements glandulaires, abus de médicaments, etc...

Aussi est-il nécessaire de ménager son foie et surtout de le drainer saisonnièrement ou bien dès qu'un problème se manifeste en relation avec ce "foyer vital" de l'organisme.

Les principales affections qui touchent le foie et sa fonction sont :

- insuffisance et surchage hépatique,
- congestion hépatique avec ou sans migraines,
- hépatite et ses séquelles,
- cirrhose du foie ou dégénérescence hépatique.

La **vésicule biliaire** est un petit sac de 8 à 10 cm. placé sous le foie et contenant une substance liquide verte appelée "bile du foie". Cette bile sécrétée à raison d'un litre par jour résulte d'une dégradation du sang et a pour rôle de contribuer à la transformation des aliments (digestion des graisses, à la fabrication de la chaleur du corps et à son stockage par le foie). La vésicule biliaire possède une véritable fonction rythmique de "concentration/expulsion" de la bile et de ses sels dont l'action profonde est liée au foie et à la rate, c'est à dire à la constitution même de l'individu, d'où l'intérêt de protéger sa vésicule biliaire et d'en faciliter son fonctionnement afin d'éviter la formation de boue, calculs ou infection qui entraînerait une diminution ou un blocage irréversible nécessitant l'ablation de cet organe. L'opération de la vésicule biliaire s'appelle la cholécystectomie et l'on peut vivre sans vésicule biliaire car le tube digestif et ses autres annexes viennent partiellement suppléer à la disparition de ce réservoir de bile.

Les affections qui touchent la vésicule biliaire et sa fonction sont :

- cholécystite aigue ou chronique : inflammation de la vésicule biliaire,
- dyskinésie ou dystonie biliaire : troubles d'évacuation de la bile,
- acholie ou hypocholie : suppression ou diminution de la sécrétion,

- lithiase biliaire : formation de boue ou calculs dans la vésicule biliaire.

Le **pancréas** est une glande allongée située au creux de l'estomac, derrière celui-ci, entre le foie et la rate. Cet organe possède 2 sortes de **sécrétions** :

- **interne**, c'est à dire déversée directement dans le sang comme une hormone (insuline et glucacon). L'altération de cette fonction endocrine du pancréas se dénomme diabète, lequel est indolore et souvent insidieux.
- **externe**, appelée "suc pancréatique" contenant des enzymes destinés à la digestion des protéines, des lipides et des amidons ; c'est une fonction très importante dans le déroulement de la digestion en vue de l'activité métabolique (c'est à dire de transformation des aliments en énergie et en éléments assimilés) pouvant entraîner des répercussions telles que des troubles rénaux ou nerveux.

Ainsi nous découvrons que l'organisme humain est d'un fonctionnement fort complexe, où tout ce qui y pénètre (air, eau, nourriture, couleurs, sensations, pensées, etc...) subit de nombreuses transformations qui ont des corrélations et/ou interférences sur des mécanismes de plus en plus complexes et subtils.

Cela nous amène à mieux comprendre que l'homéopathie fait réagir pratiquement les fonctions vitales de l'organisme par un apport d'énergie spécifique.

Mais retenons avant tout le grand principe enseigné par HIPPOCRATE, le père de la Médecine :

"Que ton aliment soit ton premier médicament".

Ce qui nous amène à nous interroger sur la diététique et l'hygiène alimentaire.

(Pour cela, vous pouvez consulter les ouvrages S.A.E.P. : Collection Delta 2000 : Diététique au quotidien tomes 1 et 2 ; Collection C. 26 : Cuisine diététique...)

## BOUCHE ET ESTOMAC

### AEROPHAGIE

Accumulation de gaz dans l'estomac pouvant entraîner une pesanteur, une oppression et/ou des éructations.

❑ 3 granules chaque 1/4 d'heure en alternant :

- Carbo veget. 5 CH (Carbo vegetabilis)
- Asa foetida 4 CH.

❑ 3 granules matin et soir :
- Argentum nitr. 4 CH.

❑ 10 granules chaque dimanche au réveil :
- Ignatia 9 CH.

Le plus souvent, il est nécessaire de combattre l'insuffisance hépatique et/ou la nervosité ainsi que de s'obliger à manger calmement en mâchant chaque bouchée.

## APHTES

Petite ulcération douloureuse, souvent d'origine virale, se formant sur la muqueuse de la bouche (gencives, palais, langue) et pouvant provoquer des saignements.

❑ 3 granules chaque 1/4 d'heure en alternant ou 3 fois par jour :
- Borax 4 CH
- Nitric. acid. 4 CH.

❑ 3 granules au lever et au coucher :
- Mercur. sol. 4 CH. (Mercurius solubilis)

❑ 10 granules chaque dimanche au réveil :
- Arsenicum album 9 CH.

**Complexe en diététique :**

❑ 30 gouttes 3 fois par jour :
- P.H.O. n° 45.

## BOULIMIE

Fringale fréquente d'origine nerveuse entraînant une insatisfaction en mangeant (conséquence : prise de poids !).

❑ 3 granules au réveil :
- Anacardium 5 CH.

❑ 3 granules vers 10 heures et 16 heures :
- Kali mur. 5 CH. (Kali muriaticum)

❑ 3 granules au coucher :
- Cina 5 CH.

❑ 10 granules au réveil chaque dimanche en alternant :
- Hypothalamus 9 CH
- Ignatia 9 CH.

## CRAMPES D'ESTOMAC

Spasmes douloureux de l'estomac pouvant procurer des sensations d'évanouissement.

❑ 3 granules de chaque 3 fois par jour :
- Robinia 4 CH
- Anacardium 5 CH.

❑ 3 granules au réveil :
- Argentum nitr. 7 CH.

**Complexe en diététique :**

❑ 30 gouttes avant les 3 repas :
- P.H.O. n° 23.

## EMBARRAS GASTRIQUE

Pesanteur digestive ou lourdeur d'estomac survenant après un repas copieux et/ou une fatigue.

❑ 3 granules chaque 1/4 d'heure alternativement :
- Antimonium crud. 4 CH
- Nux vomica 5 CH.

## GASTRITE

Inflammation de l'estomac caractérisée par des brûlures (= pyrosis) et une difficulté à digérer (=dyspepsie).

**Dyspepsie avec hyperchlorhydrie** (excès de sécrétions acides) :

❑ 3 granules de chaque 3 fois par jour :
- Capsicum 4 CH
- Robinia 4 CH.

❑ 10 granules chaque dimanche au réveil :
- Iris versicolor 7 CH.

**Dyspepsie avec hypochlorhydrie :**

❑ 3 granules de chaque 3 fois par jour :
- Gentiana 4 CH
- Nux vomica 4 CH.

❑ 10 granules chaque dimanche au réveil :
- Lycopodium 7 CH.

**Complexe en diététique :**

❑ 30 gouttes avant les 3 repas :
- P.H.O. n° 23.

## FLATULENCES

Ballonnements digestifs essentiellement pendant la digestion :

❑ 3 granules de chaque 3 fois par jour :
- Asa foetida 4 CH
- China 4 CH.

❑ 10 granules chaque dimanche au réveil :
- Carbo veget. 7 CH.

**Chez les hépatiques, ajouter :**

❑ 3 granules avant les 2 repas :
- Lycopodium 5 CH.

**Complexe :**

❑ 15 gouttes avant les 2 repas :
- Basilicum Complexe.

**Complexe en diététique :**

❑ 20 gouttes avant les 3 repas :
- P.H.O. n° 23.

## ULCERE GASTRO-DUODENAL

Lésion de la muqueuse de l'estomac ou du début de l'intestin (à la sortie de l'estomac). Régime alimentaire et détente nerveuse sont nécessaires.

❑ 3 granules de chaque 3 fois par jour :
- Argentum nitr. 4 CH
- Condurango 4 CH.

❑ 10 granules chaque dimanche au réveil :
- Arsenicum album 9 CH.

Traitement médical si besoin, puis soigner comme la gastrite.

## VOMISSEMENTS / NAUSEES

Spasmes de l'estomac avec envie de rendre le contenu gastrique.

**Selon modalités :**

❑ 3 granules chaque 1/4 d'heure selon le cas :

- **Avec langue propre :**
  - Ipeca 5 CH
- **Mal de mer ou de voiture :**
  - Cocculus 4 CH, Tabacum 5 CH.

- **Intolérance au lait** (nourrissons) :
    - Aethusa cyn. 4 CH. (Aethusa cynapium)

- **Avec acétone** (enfants) :
    - Belladona 5 CH et Senna 5 CH.

# INTESTINS

## APPENDICITE

Inflammation et infection d'un petit sac annexé au début du gros intestin (colon droit) situé en bas et à doite de l'abdomen. Fièvre et nausées indiquent souvent la nécessité chirurgicale. En attendant l'avis du médecin :

❑ 3 granules toutes les 10 minutes en alternant :
- Arnica 5 CH
- Belladona 5 CH.

❑ Dès que possible 1 dose :
- Pyrogenium 9 CH dose.

## CONSTIPATION

Cette affection possède de multiples modalités et de nombreuses causes possibles. Attention, elle peut cacher une autre maladie. Deux modalités principales : atonie (= paresse intestinale) et spasmes (= coliques).

**1) Atonie** = pas d'envie de selles

**Modalités :**

**Chez le nourrisson :**

❑ 3 granules matin et soir :
- Calcarea acet. D1. (Calcarea acetica)

**Chez la femme enceinte :**

❑ 3 granules matin et soi :
- Collinsonia 5 CH
- Hydrastis 5 CH.

**Après opération :**

❑ 3 granules matin et soir :
- Opium 5 CH.

**Alternant avec diarrhée :**

❑ 3 granules matin et soir :
- Sanicula 5 CH.

**Selles à ressort :**

- Silicea 5 CH.

**Sécheresse de l'anus :**

❑ 3 granules matin et soir :
- Alumina 5 CH

**Avec mucus et irritation anale :**

❑ 10 granules 1 fois par semaine :
- Graphites 9 CH.

**Avec insuffisance hépatique :**

❑ 10 granules 1 fois par semaine :
- Lycopodium 7 CH et/ou
- Hydrastis 5 CH.

**2) Spasmes**

**Modalités :**

**Envies inefficaces :**

❑ 3 granules au réveil :
- Nux vomica 7 CH.

**Chez un(e) boulimique :**

❑ 3 granules au réveil :
- Anardardium 5 CH.

**Spasmes de l'anus :**

❑ 3 granules au réveil :
- Plumbum 5 CH.

**Complexes :**

❑ 5 gouttes de chaque avant les 3 repas :
- Formules de l'Abbé Chaupitre n° 21/22.

**Complexes en diététique :**

❑ 25 gouttes avant les 3 repas :
- P.H.O. n° 21.

## DIARRHEE

Déjection liquide ou pâteuse des selles avec besoin impérieux.

**Modalités**

**Indolore, liquide et malodorante :**

❑ 3 granules à sucer chaque 1/4 d'heure si c'est un cas aigu ou 2 à 3 fois par jour si c'est un cas chronique :
- China 4 CH.

**Après repas,** avec gaz et spasmes du rectum :

❑ 3 granules à sucer chaque 1/4 d'heure si c'est un cas aigu ou 2 à 3 fois par jour si c'est un cas chronique :
- Aloe 5 CH.

**Avec crampes et sueurs froides :**

❑ 3 granules à sucer chaque 1/4 d'heure si c'est un cas aigu ou 2 à 3 fois par jour si c'est un cas chronique :
- Veratrum album 5 CH.

**Après avoir mangé ou bu** (après antibiotiques) :

❑ 3 granules à sucer chaque 1/4 d'heure si c'est un cas aigu ou 2 à 3 fois par jour si c'est un cas chronique :
- Croton 5 CH.

**Au réveil,** qui vous tire du lit :

❑ 3 granules à sucer chaque 1/4 d'heure si c'est un cas aigu ou 2 à 3 fois par jour si c'est un cas chronique :
- Sulfur 5 CH.

**Jaune avec de la bile :**

❑ 3 granules à sucer chaque 1/4 d'heure si c'est un cas aigu ou 2 à 3 fois par jour si c'est un cas chronique :
- Podophyllum 4 CH.

**Emotive :**

❑ 3 granules à sucer chaque 1/4 d'heure si c'est un cas aigu ou 2 à 3 fois par jour si c'est un cas chronique :
- Gelsemium 5 CH.

**Par intoxication alimentaire :**

❑ 3 granules à sucer chaque 1/4 d'heure si c'est un cas aigu ou 2 à 3 fois par jour si c'est un cas chronique :
- Arsenicum album 5 CH.

**Par le lait :**

❑ 3 granules à sucer chaque 1/4 d'heure si c'est un cas aigu ou 2 à 3 fois par jour si c'est un cas chronique :

- Magnesia muriatica 4 CH.

**Avec entéro-colite du nourrisson :**

❑ 3 granules à sucer chaque 1/4 d'heure si c'est un cas aigu ou 2 à 3 fois par jour si c'est un cas chronique :
- Mercur. sol. 4 CH.

**Chez l'enfant** (tendance chronique) :

❑ 10 graules 1 fois par semaine :
- Calcarea Carbonica 7 CH.

**Complexes :**

❑ 10 gouttes avant les repas :
- Aloe Composé.

## ENTERO-COLITE / DYSENTERIE

Douleurs abdominales avec diarrhée due à une perturbation de l'intestin grêle et du gros intestin.

**Modalités :**

**Coliques de l'intestin avec crampes :**

❑ 3 granules à sucer chaque 1/4 d'heure si c'est un cas aigu ou 2 à 3 fois par jour si c'est un cas chronique :
- Plumbum 5 CH.

**Calmé en se penchant en arrière :**

❑ 3 granules à sucer chaque 1/4 d'heure si c'est un cas aigu ou 2 à 3 fois par jour si c'est un cas chronique :
- Dioscorea villosa 5 CH.

**Douleur à droite, aggravée en marchant :**

❑ 3 granules à sucer chaque 1/4 d'heure si c'est un cas aigu ou 2 à 3 fois par jour si c'est un cas chronique :
- Bryonia 4 CH.

**Douleur aiguë calmée plié en avant :**

❑ 3 granules à sucer chaque 1/4 d'heure si c'est un cas aigu ou 2 à 3 fois par jour si c'est un cas chronique :
- Colocynthis 5 CH.

**Douleur chronique calmée par la chaleur :**

❑ 3 granules à sucer chaque 1/4 d'heure si c'est un cas aigu ou 2 à 3 fois par jour si c'est un cas chronique :
- Magnesia phos. 5 CH. (Magnesia phosphorica)

**Ballonnement de l'abdomen :**

❑ 3 granules à sucer chaque 1/4 d'heure si c'est un cas aigu ou 2 à 3 fois par jour si c'est un cas chronique :
- Lycopodium 4 CH.

**Pendant la grossesse :**

❑ 3 granules à sucer chaque 1/4 d'heure si c'est un cas aigu ou 2 à 3 fois par jour si c'est un cas chronique :
- Nux vomica 5 CH.

**Sensation de crampe abdominale :**

❑ 3 granules à sucer chaque 1/4 d'heure si c'est un cas aigu ou 2 à 3 fois par jour si c'est un

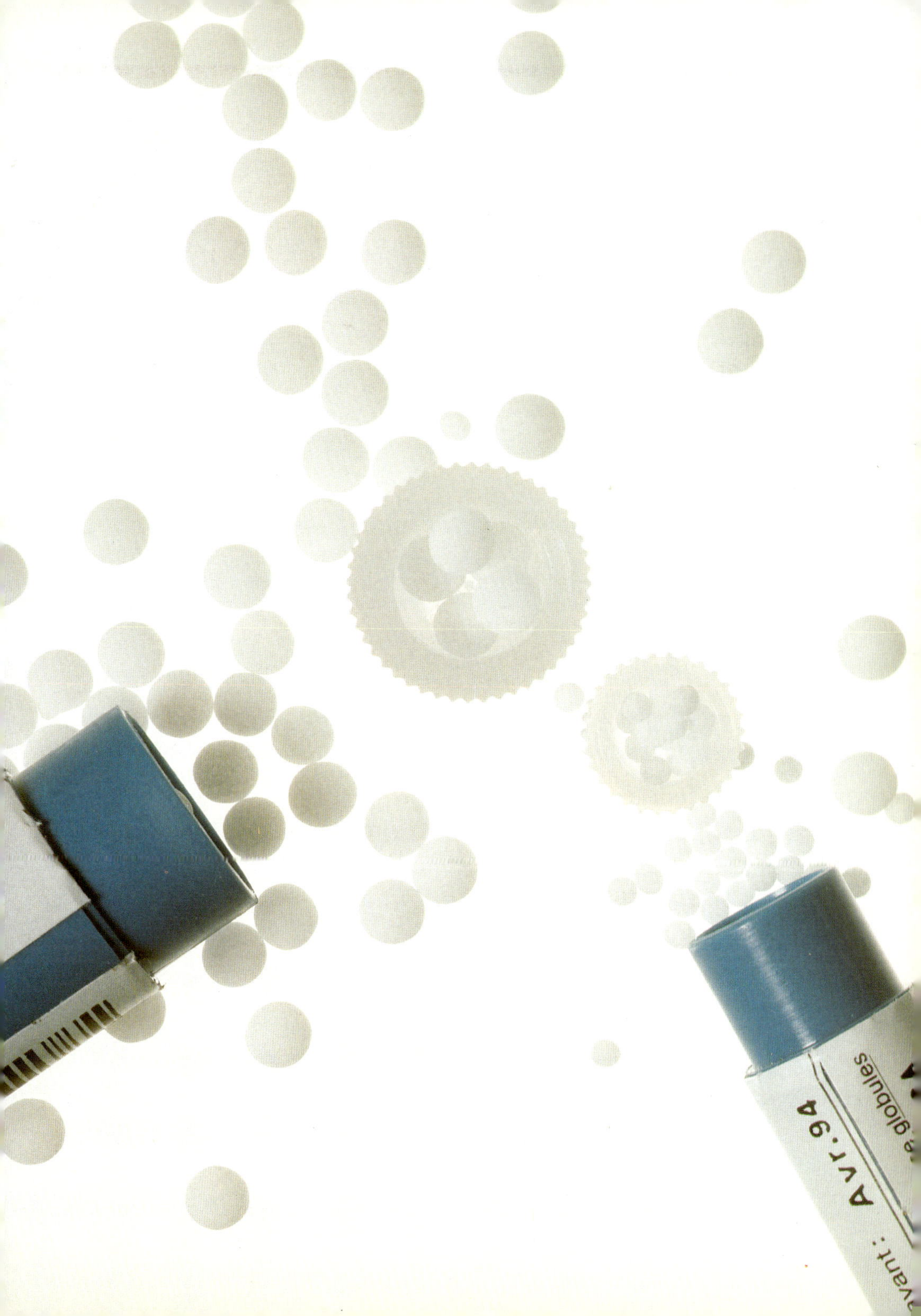

Avr.94
globules

cas chronique :
- Cuprum 5 CH.

**Complexes :**

❑ 15 gouttes de chaque avant les 2 repas :
- Nux vomica Complexe
- Basilicum Complexe.

## HEMORROIDES

Dilatation variqueuse des veines de l'anus et du rectum.

❑ 3 granules au réveil :
- Aesculus 4 CH.

❑ 3 granules à 10 heures et à 16 heures :
- Capsicum 4 CH.

❑ 3 granules au coucher :
- Paeonia 4 CH.

**Complexes :**

❑ 15 gouttes de l'un ou l'autre avant les 3 repas :
- Aesculus Composé ou
- Aesculus Complexe ou
- Paeonia Complexe.

**Localement :** Avenoc pommade ou suppositoires :

**Si fissure anale :**

cf. système cardio-vasculaire

**Si fistule :**

cf. système cardio-vasculaire.

## VERS INTESTINAUX

Parasites de l'intestin, parfois visibles dans les selles, se traduisant par de la fatigue, un amaigrissement, une toux, une nervosité inhabituelle, des démangeaisons à la racine du nez ou à l'anus, etc...

**Pour tous les helmintes** (= vers ronds ou plats)

❑ 3 granules à sucer 3 fois par jour :
- Sabadilla 7 CH.

**Si oxyures :**

❑ 3 granules matin et soir :
- Cina 7 CH.

**Si ascaris :**

❑ 3 granules matin et soir :
- Spigelia 7 CH.

**Complexes :**

❑ 5 granules à sucer 3 fois par jour :
- Boribel n° 16 ou

❑ 10 gouttes avant les trois repas :
- Cina Composé ou
- Cina Complexe ou

❑ 5 gouttes avant les 3 repas :
- Abbé Chaupitre n° 82 ou

❑ 1 suppositoire au coucher :
- Enterokinasum Composé.

**Complexe en diététique :**

❑ 20 à 30 gouttes 3 fois par jour :
- P.H.O. n° 71.

# FOIE - VESICULE BILIAIRE - PANCREAS

## ACETONE

Haleine aigre ou fétide pouvant entraîner des vomissements, même chez des enfants en bonne santé apparente.

❑ 3 granules de chaque matin et soir :
- Senna 5 CH
- Acetone 7 CH.

❑ 10 granules au réveil chaque dimanche :
- Calcarea mur. 9 CH. (Calcarea muriatica)

**Après la crise :**

❑ 3 granules matin et soir pendant 3 semaines :
- Lycopodium 7 CH.

## CHOLECYSTITE

Inflammation de la vésicule biliaire, le plus souvent due à la présence de calculs (voir lithiase).

❑ 3 granules de chaque à sucer 3 fois par jour :
- Mercur. sol. 4 CH
- Belladona 4 CH.

**Complexes :**

❑ 15 gouttes avant les 2 repas :
- Ricinus Composé ou
- Cholesterol. Complexe ou

❑ 20 gouttes après les 2 repas :
- Choléodoron Weleda.

## CONGESTION HEPATIQUE

Gonflement du foie qui devient douloureux.

❑ 3 granules au réveil :
- Cholesterinum 4 CH.

❑ 3 granules avant midi :
- Berberis 4 CH.

❑ 3 granules au coucher :
- Hépatine 4 CH.

**Complexes :**

❑ 20 gouttes avant les 2 repas :
- L. 114 ou
- Chelidonium Composé ou
- Hépato-Drainol.

**Complexe en diététique :**

❑ 30 gouttes avant les repas :
- P.H.O. n° 25.

## DIABETE SIMPLE OU GRAS

Maladie du pancréas endocrine produisant un excès de sucre dans le sang (hyperglycémie) et la présence de sucre dans les urines (glycosurie) avec sensation de soif et de faim. Consulter le médecin.

**En complément ou dans les cas de pré-diabète :**

❑ 5 granules à sucer au réveil chaque 2 jours en alternant :
- Lycopodium 7 CH
- Phosphorus 7 CH
- Sulfur 7 CH.

❑ Préparation : aà q.s.p. 120 ml. : 10 gouttes du mélange avant les 2 repas.*
- Chimaphilla D3
- Uranium nitr. 4 CH (Uranium nitricum)
- Syzygium jambol. D3 (Syzygium jambolatum)
- Phosphoric. acid. D3.

❑ 3 granules au coucher :
- Insulinum 4 CH.

❑ 10 granules chaque dimanche au réveil :
- Glycérine 9 CH.

**Complexes :**

❑ 20 gouttes avant les 2 repas (à la place de la préparation ci-dessus) :
- Diabène ou

❑ 5 gouttes avant les 3 repas :
- Poconéol n° 24.

❑ 1 gélule après les 2 repas :
- Diacure.

## INSUFFISANCE HEPATICO-BILIAIRE (en complément à la congestion hépatique).

Paresse du foie et de la vésicule avec sensation de lourdeur digestive, nausées, inappétence, troubles veineux diffus, etc...

❑ Préparation : aà 1 CH q.s.p. 120 ml. : 15 gouttes du mélange avant les 2 repas :
- Boldo
- Buxus
- Carduus mar. (Carduus marianus)
- Cichorium int. (Cichorium intybus)
- Kinkeliba.

**Modalités :**

**Si insuffisance hépatique pure :**

❑ 10 granules à sucer au réveil chaque dimanche :
- Lycopodium 9 CH.

**Si gros foie et teint jaune :**

❑ 10 granules à sucer au réveil chaque dimanche :
- Phosphorus 7 CH.

**Si congestif auto-intoxiqué :**

❑ 10 granules à sucer au réveil chaque dimanche :
- Sulfur 7 CH.

**Si gros mangeur digérant mal :**

❑ 10 granules à sucer au réveil chaque dimanche :
- Nux vomica 9 CH.

**Si diarrhées de bile :**

❑ 10 gouttes avant les 2 repas :
- Leptandra D3.

**Complexe :**

❑ 20 gouttes avant les 3 repas :
- L. 114.

**Complexe en diététique :**

❑ 30 gouttes avant les 3 repas :
- P.H.O. n° 25.

---

* Pour les préparations :
- aà signifie "en quantités égales de chacun des composants".
- q.s.p. signifie "quantité suffisante pour".

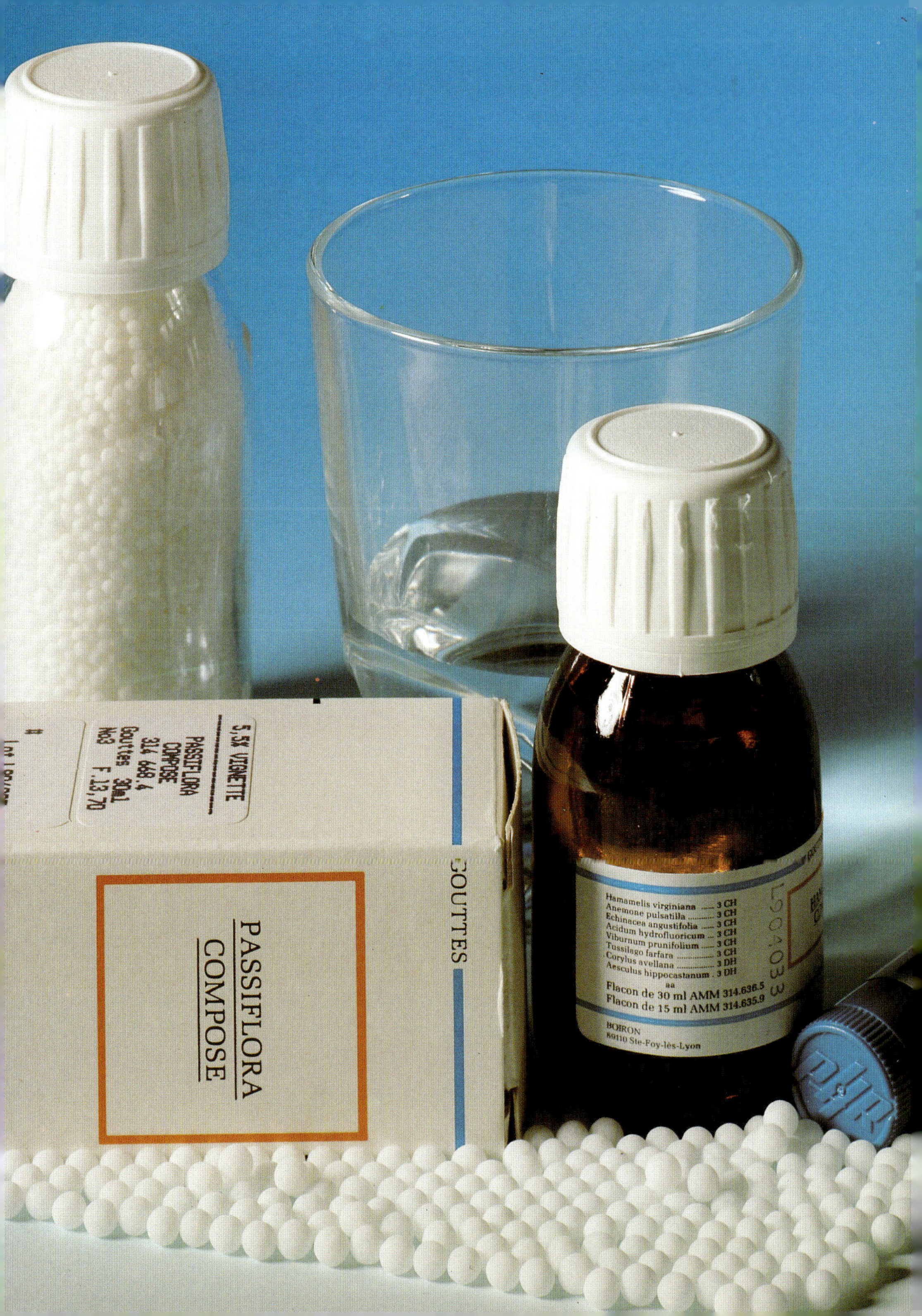
PASSIFLORA
COMPOSE
GOUTTES
Hamamelis virginiana ...... 3 CH
Anemone pulsatilla ...... 3 CH
Echinacea angustifolia ...... 3 CH
Acidum hydrofluoricum ... 3 CH
Viburnum prunifolium ...... 3 CH
Tussilago farfara ...... 3 CH
Corylus avellana ...... 3 DH
Aesculus hippocastanum . 3 DH
aa
Flacon de 30 ml AMM 314.636.5
Flacon de 15 ml AMM 314.635.9
BOIRON
69110 Ste-Foy-lès-Lyon

## JAUNISSE (Ictère) / HEPATITE VIRALE

Symptôme facilement reconnaissable par la peau et le "blanc des yeux" qui se colorent en jaune. Attention, la jaunisse peut signifier d'autres maladies que l'hépatite à virus. Il convient d'appeler son médecin qui fera un bilan sanguin pour établir l'étiologie (la cause) de l'ictère. En attendant le médecin :

❑ 3 granules chaque 1/4 d'heure en alternant :
- Arsenicum album 5 CH
- Crotalus 5 CH
- Magnesia sulf. D3. (Magnesia sulfurica)

## LITHIASE BILIAIRE

Formation de dépôts solides (pierres ou boues) dans la vésicule biliaire. Cela nécessite un traitement de fond sur plusieurs mois pour éviter le risque de blocage du canal cholédoque (voie d'écoulement de la bile dans l'intestin grêle). Ce blocage s'appelle une crise de colique hépatique qui représente une urgence chirurgicale.

❑ 3 granules au réveil :
- China 4 CH.

❑ 3 granules au coucher :
- Sepia biliaire 5 CH.

**Modalités :**

**Si prurit (démangeaisons) :**
- Chionanthus 4 CH.

**Si alternance constipation-diarrhée :**
- Chelidonium 4 CH.

❑ Préparation : aà q.s.p. 120 ml. : 30 gouttes avant les 2 repas :
- Physalis TM
- Raphanus TM.

❑ 20 gouttes après les 2 repas :
- Cholédoron Weleda.

❑ 20 gouttes matin et soir :
- Ricinus Composé.

# LE SYSTEME LOCOMOTEUR
# (Os - Muscles - Articulations)

## Affections traitées :

**- Arthrite - Arthrose - Décalcification - Entorse - Goutte - Lumbago - Rhumatisme inflammatoire - Sciatique - Tendinite - Torticoli - Troubles de croissance.**

## LES OS, LES ARTICULATIONS ET LA FONCTION LOCOMOTRICE

Les **os** et les **articulations** sont les éléments solides qui constituent l'appareil locomoteur. Sur ces éléments s'insèrent les muscles et les structures tendineuses.

Nous comprenons l'importance de cette charpente articulée et mobile en observant que l'homme est le seul animal debout !

Les affections qui touchent l'appareil locomoteur sont :

- ostéite, ostéomyélite, ostéoporose, rachitisme, maladie de Paget,
- entorse, luxation,
- rhumatisme articulaire aigü, rhumatisme infectieur,
- poly-arthrite chronique évolutive, spondylarthrite ankylosante,
- arthrose, goutte, rhumatismes dégénératifs, arthropathies,
- amyotrophie, myopathie, myosite, myasthénie.

### ARTHRITE

Inflammation aiguë ou chronique concernant une ou plusieurs articulations.

❑ 10 granules au réveil chaque dimanche :
- Natrum sulf. 9 CH. (Natrum sulfuricum)

**Modalités :**

**Si œdème (gonflement) :**

❑ 3 granules de chaque matin et soir :
- Apis 4 CH
- Bryonia 4 CH.

**S'il n'y a pas d'œdème :**

❑ 3 granules de chaque matin et soir :

- Ferrum phos. 4 CH. (Ferrum phosphoricum)
- Salicylic. acid. 5 CH. (Salicylicum acidum)

**Complexe :**

❑ 20 gouttes avant les 3 repas :
- Arthro-Drainol.

**Complexe en diététique :**

❑ 30 gouttes avant les 3 repas :
- P.H.O. n° 63.

## ARTHROSE

Dégénérescence lésionnelle des articulations (encore appelée arthropathie) avec ou sans manifestations inflammatoires locales. Egalement dénommée "rhumatisme chronique dégénératif", l'arthrose engendre des douleurs et une limitation progressive des mouvements avec possibilité de déformation des articulations.

❑ 10 granules au réveil chaque dimanche :
- Natrum sulf. 9 CH.

❑ 20 gouttes matin et soir :
- Sève de Bouleau D1.

❑ 3 granules matin et soir :
- Aranea diadema 4 CH.

❑ 3 granules avant les 2 repas :
- Lithium carbonicum 5 CH.

**Complexes :**

❑ 10 gouttes avant les 3 repas :
- Rhus tox. Composé.

❑ 1 cuillère à soupe matin et soir :
- Urarthone.

N.B. : un bon homéopathe peut aider à atténuer les manifestations dues à l'arthrose selon les signes ou modalités nombreuses et complexes.

**Complexe en diététique :**

❑ 30 gouttes avant les 3 repas :
- P.H.O. n° 63.

## DECALCIFICATION ou DEMINERALISATION

Perte de calcium des os localisée ou diffuse due à : croissance, carence en vitamine D, ostéoporose de la ménopause, fracture, troubles endocriniens,...

❑ 3 granules au réveil :
- Silicea 5 CH.

❑ 3 granules au coucher :
- Symphytum 5 CH.

❑ 10 granules au réveil chaque dimanche :
- Natrum mur. 9 CH.

❑ 2 comprimés à sucer avant les 3 repas :
- Ostéocynésine.

**Complexe en diététique :**

❑ 20 gouttes avant les 3 repas :
- P.H.O. n° 33.

## ENTORSE ou LUXATION

Traumatisme d'une articulation entraînant un étirement ou un arrachement des ligaments et/ou de la capsule articulaire. Faire une radiographie si doute de fracture.

❑ 3 granules chaque 1/4 d'heure alternativement :
- Arnica 5 CH
- Ruta 5 CH
- Natrum carbonicum 5 CH.

**Si prédisposition aux entorses :**

❑ 10 granules au réveil chaque dimanche :
- Calcarea fluor. 7 CH. (Calcarea fluorica)

## GOUTTE

Dépôt d'acide urique dans une articulation (le plus souvent orteils, pieds ou genoux) avec phénomène douloureux, rougeur et chaleur localement.

❑ 10 granules chaque dimanche au réveil :
- Uricum acidum 7 CH.

**Si cas aigu :**

❑ 3 granules alternativement toutes les heures :
- Colchicum 4 CH
- Ledum 4 CH.
- Belladona 4 CH
- Urtica 4 CH.

**Si cas chronique :**

❑ 3 granules au réveil :
- Arnica 4 CH.

❑ 3 granules à midi :
- Ranunculus 4 CH.

❑ 3 granules au coucher :
- Colchicum 4 CH.

**Complexe :**

❑ 1 cuillère à soupe matin et soir :
- Urarthone.

**Complexe en diététique :**

❑ 30 gouttes avant les 3 repas :
- P.H.O. n° 63.

## LUMBAGO / LOMBALGIE

Vulgairement appelé "mal de reins", douleurs articulaires et musculaires du bas du dos à caractère aigu pouvant entraîner un blocage postural. La radiographie est conseillée si persistance ou récidive.

❑ 3 granules en alternant toutes les heures :
- Berberis 4 CH
- Ruta 4 CH
- Colchicum 4 CH.

**Modalités :**

**Si amélioré par le repos :**

❑ 3 fois par jour :
- Bryonia 4 CH.

**Si amélioré par le mouvement :**

❑ 3 fois par jour :
- Rhus tox. 4 CH.

**Si après effort musculaire :**

❑ 3 fois par jour :
- Arnica 4 CH.

**Complexe :**

❑ 1 cuillère à café avant les 3 repas :
- Urarthone.

## RHUMATISME INFLAMMATOIRE et RHUMATISME ARTICULAIRE AIGU

Il existe de nombreuses sortes de rhumatismes ; les plus courantes sont le rhumatisme inflammatoire non microbien, le rhumatisme articulaire aigu (R.A.A.) ou maladie de Bouillaud dû à une toxine du streptocoque et évoluant par poussées, la polyarthrite chronique évolutive (P.C.E.), la spondylarthrite ankylosante, le rhumatisme psoriasique et le rhumatisme infectieux.

Le premier jour du traitement :

❑ 1 dose à sucer au réveil :
- Sulfur iodatum 9 CH dose.

❑ 1 dose à sucer au coucher :
- Natrum sulf. 9 CH dose.

**Modalités :**

**Si au début :**

❑ 3 fois par jour :
- Ferrum phos. 4 CH.

**Si amélioré par le repos :**

❑ 3 fois par jour :
- Bryonia 4 CH.

**Si amélioré par le mouvement et la chaleur :**

❑ 3 fois par jour :
- Rhus tox. 4 CH.

**Si sensible aux changements de temps :**

❑ 3 fois par jour :
- Rhododendron 4 CH.

**Si douleurs balladeuses :**

❑ 3 fois par jour :
- Kali. sulf. 4 CH. (Kalium sulfuricum)

**Si aggravé par la chaleur et peu sensible en appuyant :**

❑ 3 fois par jour :
- Apis 4 CH.

**Si douleurs musculaires ou contractives :**

❑ 3 fois par jour :
- Cimicifuga 4 CH.

**Si aggravé par pluie ou humidité :**

❑ 3 fois par jour :
- Dulcamara 4 CH.

**Si aggravé par beau temps et froid :**

❑ 3 fois par jour :
- Causticum 4 CH.

**Les 3 remèdes du rhumatisme chronique sont :**

- Causticum 4 CH/9 CH
- Rhus tox. 4 CH/9 CH
- Sulfur 4 CH/9 CH.

## SCIATIQUE (névralgie sciatique)

Douleur inflammatoire du nerf sciatique dûe le plus souvent à un pincement ou tassement au niveau des dernières vertèbres lombaires. Radiographie conseillée.

- Arsenicum album 4 CH
- Plumbum 4 CH
- Rhus tox. 4 CH
- Bryonia 4 CH.

**Si sciatique droite :**
- Gnaphalium 4 CH.

**Si sciatique gauche :**
- Colocynthis 4 CH.

**Si douleurs fulgurantes** (décharges électriques) :
- Kalmia lat. 4 CH. (Kalmia latifolia)

**Complexes :**

❑ 20 gouttes de chaque 3 fois par jour :

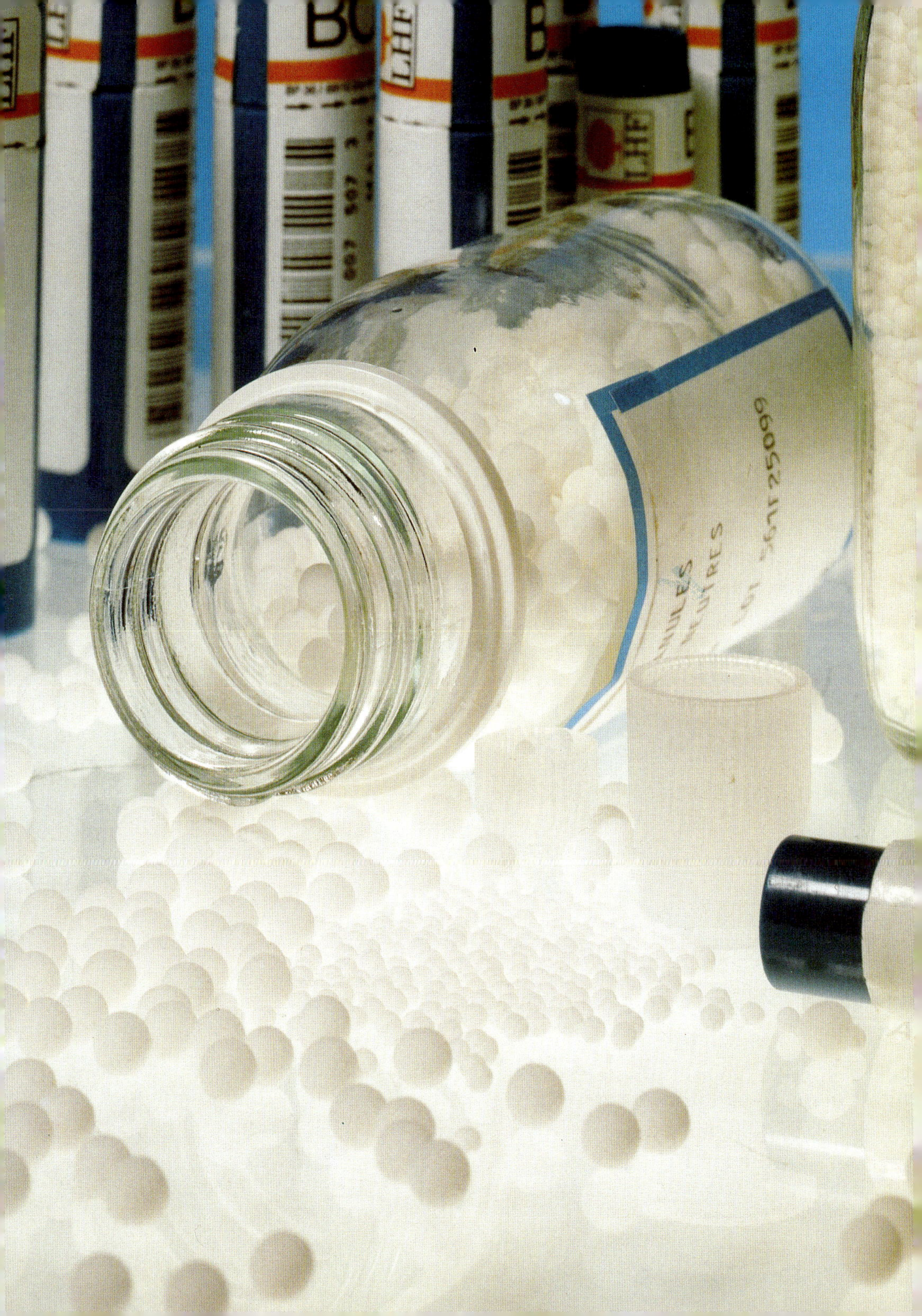
LHF

- Gelsemium Complexe
- Arthro-Drainol.

**Complexe en diététique :**

❑ 30 gouttes avant les 3 repas :
- P.H.O. n° 63.

## TENDINITE

Inflammation d'un tendon pouvant évoluer jusqu'à la rupture de celui-ci.

❑ 3 granules en alternant 3 fois par jour :
- Rhus tox. 4 CH
- Bryonia 4 CH.

**Si traumatisme :**

❑ 1 dose :
- Arnica 7 CH dose.

**Si contractures :**

❑ 3 granules de chaque 1 à 2 fois par jour :
- Causticum 5 CH
- Guaiacum 5 CH.

## TORTICOLI

Attitude anormale de la tête par contracture des muscles du cou.

❑ 3 granules chaque 2 heures en alternant :
- Lachnantes 4 CH
- Cimicifuga 4 CH.

**Complexe :**

❑ 20 gouttes 2 ou 3 fois par jour :
- Arnica Complexe.

## TROUBLES DE CROISSANCE

Caractérisés par de la fatigue générale et des douleurs osseuse et/ou articulaires.

❑ 10 granules au réveil chaque dimanche :
- Natrum mur. 9 CH.

❑ 10 granules au réveil :
- Conchiolinum 5 CH.

❑ 3 granules au coucher :
- Thymus 5 CH.

**Compléments :**

❑ 2 comprimés à sucer 2 fois par jour :
- Ostéocynésine ou

❑ selon notice :
- Sels Calcaires Weleda ou

❑ 1 cuillère à café avant 2 repas :
- Jénovérine.

**Complexe en diététique :**

❑ 20 gouttes avant les 3 repas :
- P.H.O. n° 33.

# LE SYSTEME NERVEUX

## Affections traitées :

**- Anorexie - Anxiété - Angoisse - Bégaiement - Cauchemars - Claustrophobie - Convulsions - Crampes - Dépression nerveuse - Epilepsie - Insomnie - Mémoire - Migraine - Nervosité - Nervosisme - Névralgie - Névrite - Somnambulisme - Spasmophilie - Tics - Trac - Emotivité - Tremblements - Maladie de Parkinson - Vertiges.**

## LES NERFS ET L'EQUILIBRE NERVEUX

Le **système nerveux** est une structure complexe formée de cellules spécialisées appelées neurones, incapables de se régénérer en cas de lésion ; cette structure assure le fontionnement interne de l'organisme par le système neuro-végétatif et la vie relationnelle avec le milieu extérieur par le système nerveux cérébro-spinal.

Le système nerveux cérébro-spinal comprend le système central composé de l'encéphale et de la moelle épinière, ainsi que le système périphérique constitué par les nerfs crâniens et rachidiens reliés à la moelle épinière.

Le système neuro-végétatif comprend deux chaînes nerveuses antagonistes qui doivent s'équilibrer : le sympathique et le parasympathique.

Les affections qui touchent le système nerveux sont complexes :
- nervosité, nervosisme, agitation, instabilité, désadaptaion,
- angoisse, dépression nerveuse, dystonie, neurasthénie,
- mélancolie, manie, hystérie, obsession, psychose, névrose,
- arriération mentale, confusion, anorexie, schizophrénie,
- épilepsie, comitialité, somnambulisme,
- sclérose en plaques, maladie de Parkinson, paralysies diverses...

### ANOREXIE

Blocage et perte progressive de l'appétit observés dans certaines maladies. L'anorexie mentale se rencontre surtout chez la femme jeune entre 14 et 25 ans, se traduisant par une aménorrhée (arrêt des règles) et un amaigrissement important outre la perte d'appétit ; la cause psychologique y est évidente.

❑ Préparation : aà q.s.p. 120 ml. : 20 gouttes avant les 2 repas :
- Avena sativa D1
- Angelica D1
- Gentiana D1
- Menyanthes D1.

❑ 3 granules au coucher :
- Ignatia 5 CH.

❑ 3 granules au réveil chaque dimanche :
- Lycopodium 7 CH.

❑ 1 dose au début du traitement puis 1 fois par mois :
- Sepia 15 CH dose.

**Complexes :**

❑ 10 gouttes matin et soir :
- Céréales germées D1.

❑ 20 gouttes avant les 2 repas :
- Soréal Delpech.

## ANXIETE

Sentiment de mal être ou de danger indéfinissable souvent caractéristique des états dépressifs. Se rencontre aussi dans certaines maladies cardio-pulmonaires.

## ANGOISSE

Anxiété exacerbée avec oppression douloureuse, peur panique, palpitations, tendances syncopales ou autres manifestations psychosomatiques.

❑ 1 dose dès que possible :
- Ignatia 9 CH dose.

❑ 3 granules alternativement chaque 1/4 d'heure ou 3 fois par jour :
- Aconit 4 CH
- Gelsemium 4 CH
- Arsenicum album 4 CH.

**Complexes :**

❑ 20 gouttes 2 ou 3 fois par jour :
- L. 72 ou Soludor ou

❑ 5 granules de chaque 3 fois par jour :
- Boribel n° 3 et 41 ou

❑ 2 comprimés 2 à 3 fois par jour :
- Sédatif P.C.

**Complexes en diététique :**

❑ 20 gouttes 3 fois par jour :
- P.H.O. n° 77.

❑ 2 gelules aux 3 repas :
- Psy-activator.

## BEGAIEMENT

Trouble de la parole avec difficulté à prononcer certaines syllabes par blocage au cours de l'élocution : origine anxieuse et hyper-émotive.

❑ 3 granules de chaque au réveil :
- Argentum nitr. 5 CH
- Gelsemium 5 CH.

❑ 3 granules de chaque au coucher :
- Kali. bromat. 5 CH. (Kalium bromatum)
- Stramonium 5 CH.

pendant plusieurs mois si nécessaire.

## CAUCHEMARS

Rêves pénibles avec réveil en sursaut et anxiété pouvant amener des terreurs nocturnes chez les enfants.

❑ 3 granules au réveil :
- Chamomilla 5 CH.

❑ 3 granules de chaque au coucher :
- Stramonium 5 CH
- Kali bromat. 5 CH.

**Complexes :**

❑ 5 granules avant les 2 repas :
- Boribel n° 3 ou

❑ 2 comprimés avant les 2 repas :
- Sédatif P.C.

## CLAUSTROPHOBIE

Peur d'être enfermé dans un local confiné (salle fermée, voiture, ascenceur, etc...)

❑ 3 granules au lever :
- Sulfur 5 CH.

❑ 3 granules matin et soir :
- Argentum nitr. 5 CH.

❑ 3 granules au coucher :
- Bromum 5 CH.

## CONVULSIONS

Crises de spasmes des membres, du visage et des yeux que l'on peut observer dans les fièvres infantiles (convulsions hyperthermiques) au-dessus de 39° C, dans la spasmophilie et dans l'épilepsie.

❑ 3 granules de chaque au réveil :
- Cicuta virosa 4 CH
- Cuprum 5 CH.

❑ 3 granules au coucher :
- Œnanthe croc. 5 CH. (Œnanthe crocata)

**Modalités :**

**Si pendant le sommeil :**

❑ 3 granules au coucher :
- Agaricus 5 CH.

**Complexes :**

❑ 20 gouttes avant les 2 repas :
- Œnanthe Complexe ou
- Cocculus Complexe ou
- Lobelia Complexe.

## CRAMPES

Contractions douloureuses involontaires d'un muscle ou d'un groupe de muscles. Les crampes ont de nombreuses causes possibles (circulation artérielle ou veineuse, fatigue, diabète, alcoolisme, névrites...)

❑ 3 granules de chaque matin et soir :
- Cuprum 5 CH
- Magnesia phos. 5 CH.

**Modalités :**

**Si fatigue :**

❑ 3 granules à 10 heures et 16 heures :
- Œnothera 4 CH.

**Si la nuit ou en mangeant :**

❑ 3 granules à 10 heures et 16 heures :

- Nux vomica 5 CH.

**Si personne âgée ou crampe des écrivains :**

❑ 3 granules à 10 heures et 16 heures :
- Causticum 5 CH
- Plumbum 5 CH.

**Si artérite :**

❑ 3 granules à 10 heures et 16 heures :
- Secale cornut. 4 CH. (Secale cornutum)

**Si soulagé par le membre replié :**

❑ 3 granules à 10 heures et 16 heures :
- Colocynthis 4 CH.

## DEPRESSION NERVEUSE (ou neurasthénie)

Mélancolie et tristesse amenant une perturbation de l'humeur et de la vie psycho-affective de l'individu.

❑ 3 granules au réveil :
- Ignatia 5 CH.

❑ 3 granules à midi :
- Nepenthes 5 CH.

❑ 3 granules au coucher :
- Ambra grisea 5 CH.

**Modalités :**

**Si à la suite d'un choc moral :**

❑ 3 granules à 10 heures et 16 heures :
- Arnica 7 CH.

**Si à la suite d'un surmenage :**

❑ 3 granules à 10 heures et 16 heures :
- Picric. acid. 5 CH.

**Si à la suite d'insomnie :**

❑ 3 granules à 10 heures et 16 heures :
- Kali. bromat. 5 CH. (Kalium bromatum)

**Si idée de suicide :**

❑ 3 granules à 10 heures et 16 heures :
- Aurum metallicum 5 CH.

**Si femme brune, maigre et renfermée :**

❑ Au réveil (à la place de Ignatia) :
- Sepia 5 CH.

**Complexe :**

❑ 15 gouttes avant les 2 repas :
- Acid. Phos. Composé

**Complexe en diététique :**

❑ 30 gouttes 3 fois par jour :
- P.H.O. n° 51.

## EPILEPSIE

Maladie nerveuse d'hyperexcitation cérébrale caractérisée par des crises convulsives ou comitiales que le neurologue enregistre au moyen de l'électro-encéphalogramme.

❑ 3 granules de chaque au réveil :
- Cicuta virosa 4 CH
- Œnanthe croc. 5 CH.

❑ 3 granules de chaque à midi :
- Agaricus 4 CH
- Hyosciamus 5 CH.

❑ 3 granules de chaque au coucher :
- Zincum valerian. 4 CH (Zincum valerianicum)
- Metaldehyde 5 CH.

❑ 10 granules chaque dimanche au réveil :
- Coriaria myrtifol. 9 CH. (Coriaria myrtifolia)

**Modalités :**

**Si la nuit :**

❑ 3 granules matin et soir :
- Bufo 5 CH.

**Complexes :**

❑ 2 comprimés matin et soir :
- Nervopax au Silicea.

❑ 20 gouttes 2 à 3 fois par jour :
- Œnanthe croc. Complexe.

❑ 5 gouttes de chaque 3 fois par jour :
- Poconéol n° 32 et 65.

## INSOMNIE

Perturbation du sommeil ayant de nombreuses causes et modalités possibles : difficulté à s'endormir, réveil en cours de nuit, modifications dans la qualité du sommeil,...

**Modalités chez le bébé :**

**S'il se réveille au moindre bruit :**

❑ 3 granules au coucher :
- Sulfur 7 CH.

**S'il fait des cauchemars en dormant :**

❑ 3 granules au coucher :
- Stramonium 7 CH.

**S'il crie la nuit mais est calme le jour :**

❑ 3 granules au coucher :
- Jalapa 7 CH.

**S'il doit être bercé pour dormir :**

❑ 3 granules au coucher :
- Chamomilla 7 CH.

**Chez l'enfant ou l'adulte :**

❑ 3 granules de chaque matin et soir :
- Passiflora 5 CH
- Gelsemium 5 CH.

❑ 3 granules de chaque au coucher :
- Cypripedium 7 CH
- Kali. bromat. 5 CH.

**Modalités :**

**Si activité mentale au lit :**

❑ 3 granules à 20 heures et au coucher :
- Coffea 5 CH.

**Si insomnie tenace :**

❑ 3 granules à 20 heures et au coucher :
- Nykterinia 4 CH et 7 CH.

❑ Préparation : aà suppo. dose au coucher 3 fois par semaine :
- Hypothalamus 9 CH et
- Bulbinum 9 CH.

**Complexes :**

❑ 20 gouttes matin et soir :
- Passiflora Composé ou Passiflora Complexe ou
- Slipeol Delpech ou
- Tilia tomentosa bourg. mac. glyc. D1 (tilia tomentosa bourgeons macérat glycériné)

## MEMOIRE (perte de mémoire ou difficulté)

Faculté de se souvenir d'événements ou d'acquis.

❑ 3 granules au réveil :
- Anacardium 7 CH.

❑ 3 granules au coucher :
- Baryta carbonica 7 CH.

❑ 10 gouttes avant 2 repas :
- Cerebrinum D3.

**Modalités :**

**Si chez un fumeur :**

❑ 3 granules 2 fois par jour :
- Caladium 4 CH.

**Complexe :**

❑ 20 gouttes avant 2 repas :
- Acid. Phos. Composé.

**Complexe en diététique :**

❑ 2gelules aux 3 repas :
- Psy-Activator.

## MIGRAINES

Maux de tête affectant un côté du crâne accompagnés le plus souvent de nausées, de douleurs oculaires et se produisant par crises.

❑ 3 granules de chaque matin et soir :
- Iris versicolor 7 CH
- Gelsemium 7 CH.

❑ Préparation : aà q.s.p. 60 ml. : 10 gouttes au réveil :
- Menispermum D3 et
- Menyanthes D3.

❑ 3 granules toutes les heures :
- Belladona 5 CH.

**Modalités :**

**Si alternantes droite/gauche :**
- Lac caninum 5 CH.

**Si côté droit :**

❑ 3 granules à 10 heures et 16 heures selon modalités :
- Magnesia phos. 5 CH
- Sanguinaria 4 CH

\+ douleurs éclair :

❑ 3 granules à 10 heures et 16 heures selon modalités :
- Kalmia 4 CH.

**Si côté gauche :**

❑ 3 granules à 10 heures et 16 heures selon modalités :
- Spigelia 5 CH
- Cyclamen 4 CH

\+ douleurs cycliques :

❑ 3 granules à 10 heures et 16 heures selon modalités :
- Cedron 4 CH.

**Complexes :**

❑ 20 gouttes de chaque avant les 2 repas :
- Cyclamen Complexe
- Nux vomica Complexe.

**Complexe en diététique :**

❑ 30 gouttes 3 fois par jour :
- P.H.O. n° 47.

## NERVOSITE-NERVOSISME

Comportement instable ou irritable dû à des troubles de l'humeur.

❑ 3 granules de chaque en alternant 2 fois par jour :
- Moschus 4 CH
- Sumbul 4 CH.

❑ 10 granules chaque dimanche au réveil :
- Chamomilla 9 CH.

**Complexes :**

❑ 20 gouttes avant les 2 repas :
- Anti-nerveux Lesourd ou
- L. 72 ou
- Tarentula Complexe.

## NEVRALGIE-NEVRITE

Inflammation et douleur d'un nerf ou d'un trajet nerveux particulier avec possibilité de paralysie motrice partielle. Il existe de très nombreuses modalités (si le résultat espéré n'est pas obtenu après une semaine de traitement, consulter un homéopathe).

❑ 1 dose au début :
- Hypericum 9 CH dose.

**Si déclenchée par froid sec :**

❑ 3 granules 3 fois par jour :
- Aconit 4 CH.

**Si améliorée par le chaud :**

❑ 3 granules 3 fois par jour :
- Arsenicum album 4 CH.

**Si améliorée par le froid :**

❑ 3 granules 3 fois par jour :
- Secale cornut. 5 CH.

**Si à heure fixe :**

❑ 3 granules 3 fois par jour :
- Cedron 4 CH.

**Si en éclair :**

❑ 3 granules 3 fois par jour :
- Kalmia 5 CH
- Phytolacca 5 CH.

**Si abdominales :**

❑ 3 granules 3 fois par jour :
- Cuprum 5 CH
- Dioscorea 4 CH
- Colocynthis 4 CH.

**Si balladeuses :**

❑ 3 granules 3 fois par jour :
- Kalium bichrom. 4 CH
- Pulsatilla 4 CH.

**Complexes :**

❑ 20 gouttes avant 2 repas :
- Hypericum Complexe.

❑ 5 gouttes de chaque 3 fois par jour :
- Abbé Chaupitre n° 24 et 27.

## SOMNAMBULISME

Comportement paradoxal avec gestes ou actes automatiques pendant le sommeil.

❑ 3 granules au réveil :
- Silicea 5 CH.

❑ 3 granules à midi :
- Kali. brom. 5 CH.

❑ 3 granules au coucher :
- Stramonium 5 CH.

❑ 10 granules chaque dimanche au réveil :
- Bryonia 9 CH.

**Complexes :**

❑ 20 gouttes matin et soir :
- Lobelia Complexe ou

❑ 5 granules avant les 3 repas :
- Boribel n° 4.

## SPASMOPHILIE

Hypersensibilité permanente des nerfs et des muscles entraînant des crises de tétanie, c'est-à-dire des contractions involontaires et douloureuses des muscles.

- ❑ 3 granules au réveil :
  - Sambucus 4 CH.
- ❑ 3 granules à midi :
  - Secale cornut. 4 CH.
- ❑ 3 granules au coucher :
  - Solanum nigr. 5 CH. (Solanum nigrum)
- ❑ 10 granules au réveil chaque dimanche :
  - Cuprum metallicum 7 CH.

**Complexes :**

- ❑ 20 gouttes 2 ou 3 fois par jour :
  - L.72.
- ❑ 1 comprimé matin et soir :
  - Bio-Mag.

## TICS

Mouvement anormal, incontrôlé et de courte durée exécuté nerveusement à répétition.

- ❑ 3 granules au réveil :
  - Agaricus 5 CH.
- ❑ 3 granules au coucher (sauf si fragilité des oreilles) :
  - Lycopodium 5 CH.
- ❑ 10 granules au réveil chaque dimanche en alternant :
  - Mygale 9 CH
  - Thuya 9 CH.

**Complexes :**

- ❑ 10 gouttes avant les 2 repas :
  - Lobelia Complexe ou
  - Amanita Complexe ou
- ❑ 5 granules de chaque avant les 2 repas :
  - Boribel n° 3 et 4.

## TRAC-EMOTIVITE

Peur ou capacité de réaction face à certains événements créant des émotions.

- ❑ 3 granules au réveil :
  - Anacardium 4 CH.
- ❑ 3 granules à 10 heures et 16 heures :
  - Argentum nitr. 7 CH.
- ❑ 3 granules au coucher :
  - Gelsemium 4 CH.
- ❑ 10 granules 1 fois par semaine ou si épreuve :
  - Gelsemium 15 CH.

**Complexe :**

- ❑ 20 gouttes avant les repas :
  - L. 72.

**Complexe en diététique :**

- ❑ 30 gouttes avant les 3 repas :
  - P.H.O. n° 77.

## TREMBLEMENTS

Affection neurologique se traduisant par des micro-mouvements répétés et involontaires. Cette manifestation pathologique se rencontre dans des maladies neurologiques (par exemple la maladie de Parkinson), toxiques (café, alcool) et glandulaires (hyperthyroïdie,...).

- Gelsemium 5 CH.

**Si nervosité, ajouter :**

- ❑ 3 granules de chaque 1 à 2 fois par jour :
  - Argentum nitr. 5 CH
  - Ignatia 5 CH

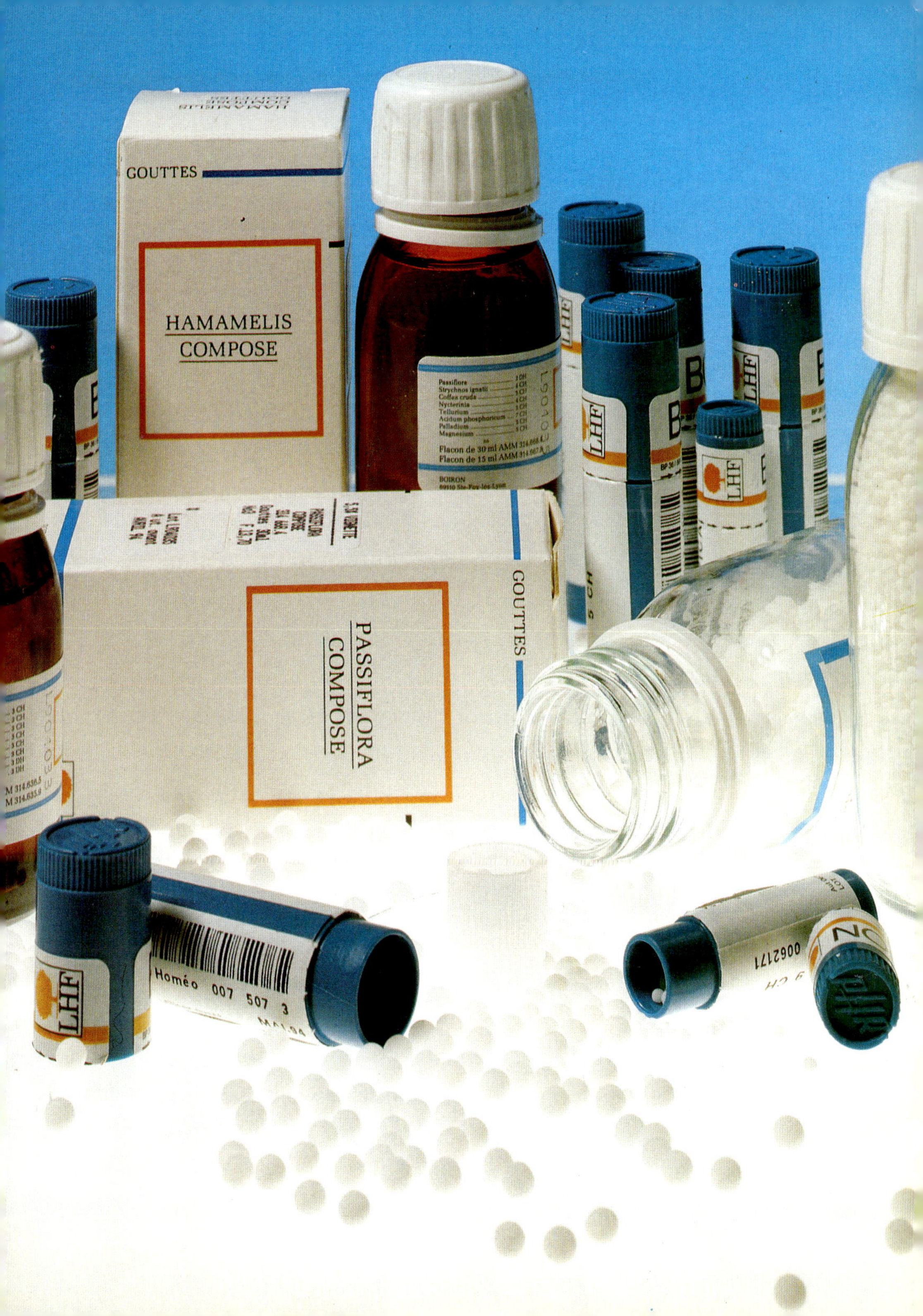
GOUTTES
HAMAMELIS
COMPOSE
Passiflore
Strychnos ignatii
Coffea cruda
Nycterinia
Tellurium
Acidum phosphoricum
Palladium
Magnesium
BOIRON
GOUTTES
PASSIFLORA
COMPOSE
LHF
Homéo 007 507 3
0062171

- Lycopus 4 CH.

**Complexes :**

❑ 5 granules 3 fois par jour :
- Boribel n° 4 ou

❑ 20 gouttes 2 à 3 fois par jour :
- Gelsemium Complexe.

## VERTIGES

Phénomène sensoriel de déséquilibre dans l'espace lié à des troubles de l'oreille interne ou du bulbe.

❑ 3 granules 3 fois par jour (surtout si calmé au grand air) :
- Tabacum 5 CH.

**Autres modalités :**

**Si en se couchant ou enfermé dans une pièce :**
- Conium 5 CH.

**Si en voiture ou en bougeant (les yeux par exemple) :**
- Bryonia 5 CH.

**Si le matin et aggravé par le grand air :**
- Cyclamen 5 CH.

**Si peur de descendre les escaliers :**
- Borax 5 CH.

**Si besoin d'être tenu pour marcher :**
- Argentum nitr. 5 CH.

**Si vertige des hauteurs (échelle ou montagne) :**
- Gelsemium 5 CH
- Argentum nitr. 5 CH.

**Complexe :**

❑ 20 gouttes 2 à 3 fois par jour :
- Soludor.

# LE SYSTEME RESPIRATOIRE
# (Pneumo-phtisiologie O.R.L.)

## Affections traitées :

**- Angine - Amygdalite - Asthme - Bronchite - Trachéo-bronchite - Congestion pulmonaire - Coqueluche - Coryza (rhume de cerveau) - Emphysème - Laryngite - Pharyngite - Oreillons - Otite - Pleurésie - Pneumonie - Pneumopathie - Rhinite allergique saisonnière (rhume des foins) - Sinusite - Trachéite - Toux.**

## LES POUMONS ET LA FONCTION PULMONAIRE

Les **poumons** sont formés par 2 sacs situés dans la cage thoracique et reliés au nez-gorge par la trachée et les bronches. Les poumons constituent l'organe vital de la respiration, c'est-à-dire des échanges gazeux du sang.

Leur fonction est très liée au système nerveux puisque la respiration peut être consciente et volontaire ; les poumons sont aussi en relation directe et inconsciente avec les sentiments (par exemple le soupir) et avec l'âme ("rendre le dernier souffle").

Les affections qui touchent les poumons et leurs fonctions sont :

- asthme, emphysème, bronchite chronique,
- pneumopathie bactérienne ou virale, pleurésie, congestion pulmonaire,
- tuberculose pulmonaire,
- fibrose pulmonaire, sarcoïdose, bronchectasie, pneumoconiose.

### ANGINE-AMYGDALITE

Inflammation et infection de la gorge avec sensation de chaleur ou de brûlures (amygdales gonflées, rouges avec ou sans points blancs).

**Aiguë :**

❑ 1 dose dès que possible :
- Sulfur 7 CH dose.

❑ 3 granules toutes les 2 heures :
- Belladona 4 CH
- Mercur. sol. 4 CH
- Phytolacca 4 CH.

**Si angine à points blancs :**

❑ 3 granules toutes les 2 heures :
- Mercurius cyanat. 4 CH

- Kalium bichromicum 4 CH.

**Si fièvre :**

❑ 3 granules 2 ou 3 fois par jour :
- Pyrogenium 5 CH.

**Chronique (amygdalite chronique) :**

❑ 10 granules chaque dimanche au réveil :
- Sulfur iodatum 7 CH.

❑ Préparation : aà q.s.p. 60 ml. : 10 gouttes avant les 3 repas :
- Sulfur iodatum D3
- Baryta carbonica 4 CH
- Phytolacca D3.

## ASTHME

Maladie respiratoire dûe à des spasmes des bronches amenant une dyspnée croissante (= essoufflement) avec sifflements et parfois des sécrétions bronchiques.

❑ 3 granules de chaque au réveil :
- Hyosciamus 4 CH
- Quebracho 4 CH
- Arsenicum album 4 CH.

❑ 3 granules de chaque au coucher :
- Ipeca 4 CH
- Lobelia 4 CH
- Arsenicum album 4 CH.

**En cas de crise :**

❑ Préparation : aà q.s.p. 120 ml. : 10 gouttes chaque 1/4 d'heure :
- Ipeca D3
- Moschus D3
- Sambucus D3.

**Modalités :**

**Si asthme cardiaque :**

❑ 3 granules 2 fois par jour :
- Grindelia 4 CH.

**Si neuro-arthritique :**

❑ 10 granules chaque dimanche au réveil :
- Sulfur 7 CH.

**Si chez un enfant :**

❑ 10 granules chaque dimanche au réveil :
- Sulfur iodatum 7 CH.

**Si chez un hépatique :**

❑ 10 granules chaque dimanche au réveil :
- Lycopodium 7 CH.

**Si chez un nerveux :**

❑ 10 granules chaque dimanche au réveil :
- Ignatia 9 CH.

**Si sensible à l'humidité :**

❑ 10 granules chaque dimanche au réveil :
- Natrum sulf. 7 CH.

**Si apathique et frileux :**

❑ 10 granules chaque dimanche au réveil :
- Calcarea carbonica 7 CH.

**Si femme ménopausée :**

❑ 10 granules chaque dimanche au réveil :
- Lachesis 9 CH.

**Complexe :**

❑ 20 gouttes 3 fois par jour :
- Santaherba.

**Complexe en diététique :**

❑ 30 gouttes 3 fois par jour :

- P.H.O. n° 9.

## BRONCHITE / TRACHEO-BRONCHITE

Inflammation et infection des voies respiratoires (trachée et bronches) avec toux plus fièvre dans la forme aiguë et toux persistante sans fièvre dans la forme chronique.

**Cas aigu :**

❑ 3 granules toutes les heures en alternant :
- Bryonia 4 CH
- Ipeca 4 CH
- Sticta pulmonaria 4 CH.

❑ 3 granules au lever :
- Hepar sulfur 5 CH.

**Complexes :**

❑ Préparation : aà q.s.p. 60 ml. : 15 gouttes 3 fois par jour :
- Pulsatilla D3
- Solidago D3
- Tussilago D3 ou

❑ 10 gouttes 3 fois par jour :
- Pulmo-Drainol ou
- Aconit Composé si toux sèche ou
- Drosera Composé si toux grasse.

Les cataplasmes sinapisés (= à la farine de moutarde) et les ventouses sont indiqués dans ce cas.

**Cas chronique :**

❑ 3 granules de chaque matin et soir :
- Coccus cacti 4 CH
- Hyosciamus 4 CH.

**Si expectoration difficile :**

❑ 3 granules de chaque 3 fois par jour :
- Senega 4 CH
- Antimonium tart. 4 CH.

❑ 10 granules au réveil chaque dimanche en alternant :
- Psorinum 9 CH
- Aviaire 9 CH.

## CONGESTION PULMONAIRE

D'origine infectieuse (rarement cardiaque) la présence de râles crépitants dans les alvéoles pulmonaires traduit une pneumonie ou une pneumopathie qui engendre cette congestion.

❑ 3 granules de chaque toutes les heures en alternant :
- Aconit 4 HC
- Bryonia 4 CH
- Ferrum phos. 4 CH.
- Veratrum viride 4 CH.

❑ 10 granules chaque dimanche au réveil :
- Phosphorus 7 CH.

**Modalité :**

**Si fatigue cardiaque :**

❑ 3 granules de chaque matin et soir :
- Naja 5 CH
- Strophantus 4 CH.

## COQUELUCHE

Maladie infectieuse contagieuse (à déclaration obligatoire) caractérisée par une toux sèche par quintes. Si elle est mal soignée, la coqueluche présente des risques de complications et de séquelles.

❑ 3 granules de chaque en alternant tous les 1/4 d'heure :
- Belladona 4 CH / Sambucus 4 CH
- Drosera 4 CH / Cuprum 4 CH.

❑ 1 dose au début du traitement :
- Pertussin 7 CH dose.

**Modalités :**

**Si quintes :**
- Corallium rubrum 4 CH.

**Si quintes avec mucosités gluantes en fil :**
- Coccus cacti 4 CH.

**Complexe :**

❑ 10 gouttes 3 fois par jour :
- Drosera Composé.

## CORYZA ou RHUME DE CERVEAU ou RHINITE AIGUE

Affection virale souvent contagieuse des voies respiratoires supérieures.

❑ 1 dose au début :
- Oscillococcinum 200 dose.

❑ 3 granules tous les 1/4 d'heure en alternant dans la phase éternuements :
- Aconit 4 CH
- Camphora 4 CH.

**Modalités :**

**Si nez irrité :**
- Allium cepa 4 CH.

**Si sécrétions nasales (nez qui coule) :**
- Pulsatilla 4 CH.

**Si nez (et bouche) sec :**
- Bryonia 4 CH.

**Complexe :**

❑ 20 gouttes 3 à 5 fois par jour :
- L. 52
- Coryzalia
- Infludo Weleda.

**Complexe en diététique :**

❑ 20 gouttes 3 à 5 fois par jour :
- P.H.O. n° 39.

## EMPHYSEME PULMONAIRE

Perte d'élasticité des poumons par suite de maladie chronique des bronches ou des poumons (asthme, bronchite ou fibrose).

❑ 3 granules à sucer 3 fois par jour :
- Senega 4 CH.

**Modalités :**

**Si gêne respiratoire (oppression) :**
- Ammonium carbonicum 4 CH.

**Si difficulté à cracher :**
- Antimonium tart. 4 CH. (Antimonium tartaricum)

❑ 10 granules au réveil chaque dimanche :
- Natrum sulf. 9 CH.

**Complexes :**

❑ 25 gouttes matin et soir :
- Corylus avellana Bourg. Mac. Glyc. D1.

❑ Préparation : aà q.s.p. 120 ml. : 20 gouttes avant les 2 repas :
- Tussilago D3
- Hysopus D3
- Polygala D3.

## LARYNGITE / PHARYNGITE

Inflammation de la gorge (larynx ou pharynx) avec altération de la voix et possibilité de toux d'irritation.

❑ 3 granules à sucer 3 à 5 fois par jour :
- Arum triphyllum 5 CH.

**Modalités :**

**Si sensation de gorge écorchée :**
- Argentum nitr. 5 CH.

**Si enrouement après coup de froid :**
- Causticum 4 CH.

**Si chronicité avec gorge sèche :**
- Spongia 4 CH.

❑ 1 dose au début du traitement ou 10 granules chaque dimanche au réveil (cas chronique) :
- Phosphorus 9 CH dose.

**Complexes :**

❑ 10 gouttes 3 fois par jour :
- Arum triphyllum Composé ou

❑ 2 comprimés à sucer 3 à 5 fois par jour :
- Homéovox.

## OREILLONS

Infection virale contagieuse se traduisant par un gonflement des glandes parotides de chaque côté du cou sous les oreilles. Cette affection mal soignée peut entraîner des complications au niveau du pancréas, des ovaires ou testicules.

❑ 3 granules toutes les heures en alternant :
- Belladona 4 CH
- Mercur. sol 4 CH.

❑ 10 granules chaque dimanche (évite les complications) :
- Pulsatilla 9 CH.

❑ 10 granules chaque dimanche (épure les toxines virales) :
- Sulfur 9 CH.

**A titre préventif en cas d'épidémie :**

❑ 3 granules au réveil :
- Jaborandi 5 CH.

❑ 3 granules au coucher :
- Trifolium pratense 5 CH.

## OTITE

Inflammation et infection de l'oreille. Risque de mastoïdite grave. Consulter le médecin et ajouter :

❑ 3 granules de chaque en alternant toutes les 2 heures :
- Belladona 4 CH
- Capsicum 4 CH
- Mercur. sol. 4 CH.

**Si otites à répétition :**

❑ 1 dose :
- Aviaire 15 CH dose puis

❑ 10 granules au réveil chaque dimanche en alternant :
- Silicea 9 CH
- Arsenicum iodatum 9 CH.

**Complexe :**

❑ 10 gouttes avant les 3 repas :
- Iodum Complexe.

## PLEURESIE / PNEUMONIE / PNEUMOPATHIE

Infection et épanchement de la plèvre ou des poumons.

❑ 3 granules de chaque 3 fois par jour :
- Bryonia 4 CH
- Ferrum phos. 4 CH.

**Modalités :**

**Si pleurésie sèche :**

❑ 3 granules 2 fois par jour :
- Kali. sulf. 5 CH.

**Si purulente :**

❑ 3 granules de chaque 2 à 3 fois par jour :
- Antimonium tart. 5 CH
- Veratrum viride 5 CH.

**Complexes :**

❑ 10 gouttes 3 fois par jour :
- Aconit Composé.

❑ Préparation : aà q.s.p. 60 ml. : 10 gouttes avant les 3 repas :
- Pulsatilla D3
- Solidago D3
- Tussilago D3.

## RHINITE ALLERGIQUE SAISONNIERE ou RHUME DES FOINS

Inflammation des muqueuses du nez et des yeux avec éternuements et larmoiements provoquée par une intolérance au pollen (mois de Mai-Juin), poils, poussières, etc...

❑ 3 granules de chaque alternativement 2 à 3 fois par jour :
- Naphtalinum 4 CH
- Allium cepa 4 CH
- Sabadilla 4 CH.

❑ 10 granules de chaque à sucer **ensemble** tous les dimanches au réveil :
- Allium cepa 7 CH
- Lachesis 7 CH.

**Complexes :**

❑ 10 gouttes de chaque avant les 3 repas :
- Allium cepa Composé
- Chelidonium Composé.

**Complexe en diététique :**

❑ 20 à 30 gouttes avant les 3 repas :
- P.H.O. n° 41.

## TRACHEITE

Inflammation de la trachée qui se traduit par une toux sèche, spasmodique ou par quintes.

❑ 1 dose au début :
- Sulfur 9 CH.

❑ 3 granules de chaque matin et soir :
- Arum triphyl. 5 CH
- Sticta pulmon. 4 CH. (Sticta pulmonaria)

**Modalités :**

**Si après un coup de froid :**

❑ 3 granules selon le cas 2 à 3 fois par jour :

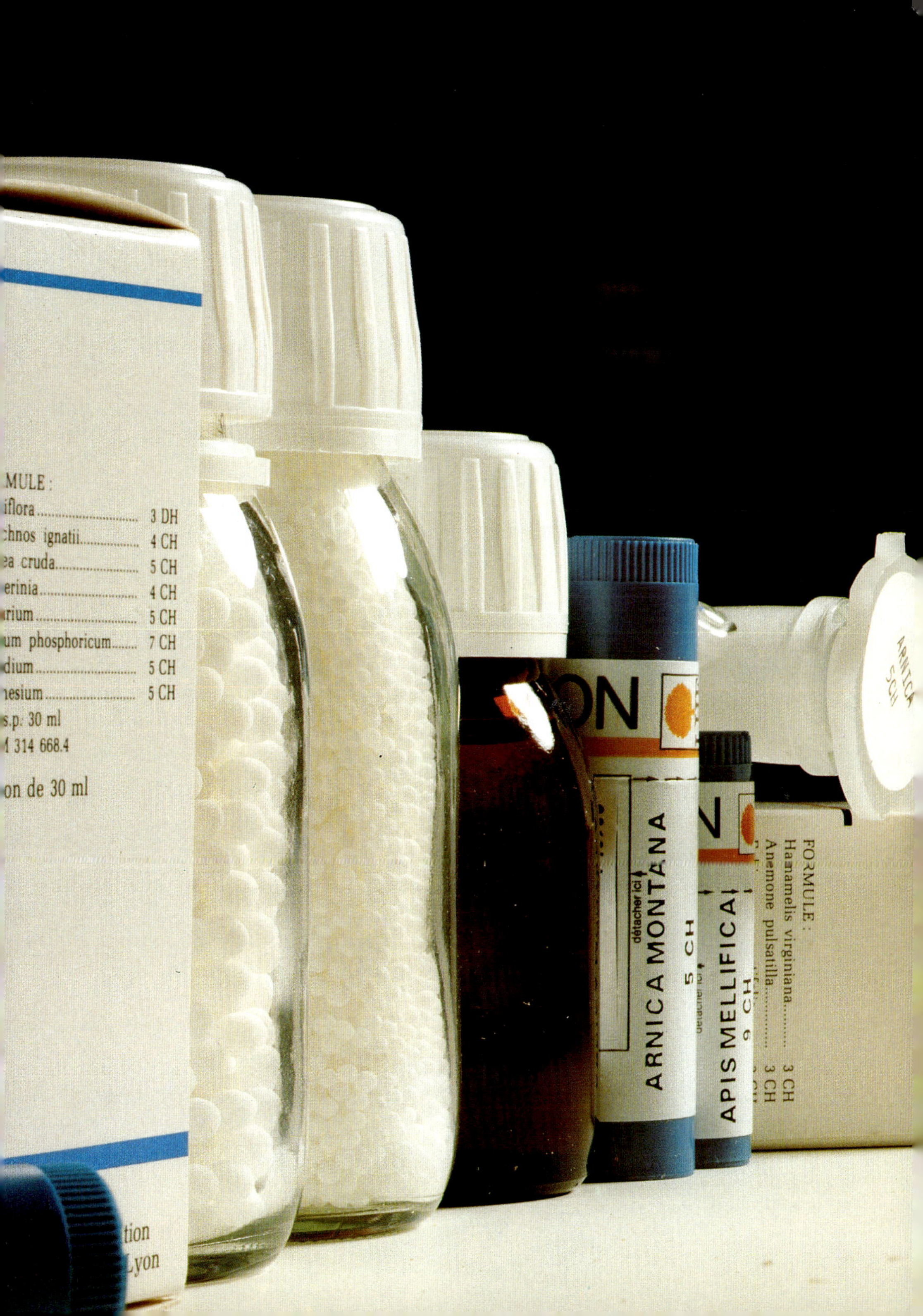
MULE :
iflora 3 DH
chnos ignatii 4 CH
ea cruda 5 CH
erinia 4 CH
rium 5 CH
um phosphoricum 7 CH
dium 5 CH
nesium 5 CH
s.p. 30 ml
M 314 668.4
on de 30 ml
tion
Lyon
ON
détacher ici
ARNICA MONTANA
5 CH
APIS MELLIFICA
9 CH
FORMULE :
Hamamelis virginiana 3 CH
Anemone pulsatilla 3 CH
ARNICA
5CH

- Aconit 4 CH.

**Si toux persistante :**

❑ 3 granules selon le cas 2 à 3 fois par jour :
- Belladona 4 CH.

**Si quintes sans mucus :**

❑ 3 granules selon le cas 2 à 3 fois par jour :
- Drosera 4 CH.

**Si quintes avec mucus :**

❑ 3 granules selon le cas 2 à 3 fois par jour :
- Coccus cacti 4 CH.

**Si toux rauque et ganglions au cou :**

❑ 3 granules selon le cas 2 à 3 fois par jour :
- Ailanthus 4 CH.

**Complexes :**

❑ 10 gouttes avant les 3 repas :
- Arum triphyllum Composé ou

❑ 20 gouttes 3 fois par jour :
- Ipeca Complexe.

# LE SYSTEME URINAIRE ET GENITAL

## Affections traitées :

### ❑ Appareil urinaire :

**- Albuminurie - Cystite - Incontinence urinaire / Enurésie - Lithiase rénale (calculs rénaux) - Néphrite - Urémie.**

### ❑ Appareil génital de la femme :

**- Aménorrhée - Congestion pelvienne - Contraception - Dysménorrhée - Excitation sexuelle - Fibrome - Grossesse - Accouchement - Leucorrhée - Mastose - Ménopause - Ménorragie - Métrorragie - Métrite - Ovarite - Salpingite - Prolapsus - Prurit vulvaire - Vaginite.**

### ❑ Appareil génital de l'homme :

**- Blenorragie - Ejaculation précoce - Excitation sexuelle - Impuissance - Orchite - Prostatite - Adénome.**

## LES REINS ET LA FONCTION URINAIRE

Les **reins** sont deux organes en forme de haricot, symétriquement placés de chaque côté de la colonne vertébrale en haut des lombes.

Organes de la sécrétion des urines, ils jouent un rôle important dans la régulation de l'équilibre hydro-électrique de l'organisme et dans celui de la tension artérielle.

Il faut noter qu'à l'exemple des nerfs, les reins sont incapables de se régénérer en cas de lésion et qu'il existe en outre une importante relation entre ces deux systèmes fonctionnels.

Les affections qui touchent les reins et leurs fonctions sont :
- pyélonéphrite, infection urinaire (cystite, pyurie),
- glomérulo-néphrite (hématurie, protéinurie),
- glomérulopathie chronique (albuminurie),
- insuffisance rénale chronique (urémie, uricémie),

- néphropathie héréditaire, interstitielle, tubulaire, vasculaire,
- lithiase urinaire (calculs rénaux, coliques néphrétiques),
- énurésie, incontinence urinaire.

# APPAREIL URINAIRE

## ALBUMINURIE

Désormais appelée "protéinurie", cette maladie réversible (fréquemment rencontrée durant la grossesse) se manifeste par la présence d'albumine dans les urines. Elle peut cependant traduire un caractère de gravité qui nécessite une surveillance médicale. En complément :

❑ 3 granules de chaque matin et soir :
- Argentum nitr. 4 CH
- Serum d'anguille 4 CH.

❑ 3 granules chaque dimanche au réveil :
- Cantharis 7 CH.

**Si cas aigü :**

❑ 3 granules à 10 heures et 16 heures :
- Apis mel. 4 CH. (Apis mellifica)

**Si cas chronique :**

❑ 3 granules à 10 heures et 16 heures :
- Therebentina 5 CH.

**Complexes :**

❑ 20 gouttes avant 2 repas :
- Natrum sulf. Complexe ou

❑ 5 gouttes avant les 3 repas :
- Poconéol n° 23.

## CYSTITE

Inflammation et infection aiguë ou chronique de la vessie avec sensation de brûlures en urinant et fréquent besoin d'uriner (si urines troubles par présence de pus ou de sang, consulter impérativement).

❑ 3 granules de chaque en alternant toutes les heures :
- Belladona 4 CH
- Capsicum annuum 4 CH
- Therebentina 5 CH.

❑ 1 dose au début :
- Colibacillinum 9 CH dose.

**Si récidives :**

❑ 10 granules au réveil chaque dimanche en alternant :
- Hepar sulfur. 9 CH
- Cantharis 9 CH.

**Complexes :**

❑ 20 gouttes avant les 3 repas :
- Formica Composé ou
- Uva ursi Complexe ou
- Pareira brava Composé.

**Complexe en diététique :**

- ❑ 30 gouttes 3 fois par jour :
  - P.H.O. n° 23.

## INCONTINENCE URINAIRE / ENURESIE

Incapacité de retenir ses urines par défaut de commande nerveuse ou relachement musculaire. Chez l'enfant, l'énurésie se manifeste pendant le sommeil, le plus souvent parce que celui-ci est trop profond.

**Incontinence :**

- ❑ 3 granules de chaque matin et soir :
  - Cupressus 4 CH
  - Equisetum 4 CH.

**Enurésie :**

- ❑ 3 granules au réveil :
  - Causticum 5 CH.
- ❑ 3 granules au coucher :
  - Stramonium 4 CH.
- ❑ 3 granules de chaque à 10 heures et 16 heures :
  - Chloralum 4 CH
  - Kali. bromat. 4 CH.
- ❑ 10 granules au réveil chaque dimanche :
  - Calcarea carbonica 9 CH.

**Complexes :**

- ❑ 6 gouttes de chaque avant les 3 repas :
  - Poconéol n° 6 et 63.

**Complexe en diététique :**

- ❑ 20 gouttes 3 fois par jour :
  - P.H.O. n° 59.

## LITHIASE RENALE

Formation de sable ou de calcul au niveau d'un rein. L'élimination d'un calcul provoque des douleurs très vives appelées "crise de coliques néphrétiques" qui nécessitent d'appeler le médecin en urgence et d'envisager de l'extraire chirurgicalement si l'évacuation ne se fait pas naturellement.

Boire beaucoup d'eau peu minéralisée et absorber alternativement toutes les 5 minutes :

- ❑ 3 granules de chaque :
  - Belladona 5 CH
  - Berberis 5 CH
  - Calcarea carbonica 5 CH
  - Lycopodium 5 CH
  - Pareira brava 5 CH
  - Magnesia borocitrica 5 CH.
- ❑ 10 granules au réveil chaque dimanche :
  - Calcarea carbonica 15 CH.

**Complexes :**

- ❑ 20 gouttes avant les 2 repas :
  - Rubia Complexe ou
- ❑ 5 gouttes avant les 3 repas :
  - Poconéol n° 57.

## NEPHRITE

Inflammation aiguë ou dégénérescence du rein pouvant atteindre ses constituants : glomérule, tubule, tissu intersticiel ou les vaisseaux du rein.

**Si cas aigu :**

- ❑ 3 granules de chaque en alter-

nant toutes les heures :
- Apis 4 CH
- Cantharis 4 CH
- Therebentina 4 CH.

❑ 1 dose au début :
- Phosphorus tri-iodatus 9 CH dose.

**Drainage :**

❑ 20 gouttes avant les 3 repas :
- Juniperus Complexe.

**Si cas chronique, ajouter à la prescription du médecin :**

❑ 3 granules au réveil :
- Arsenicum album 5 CH.

❑ 3 granules au coucher :
- Plumbum iodatum 5 CH.

❑ 1 dose (dose ou suppositoire) au coucher 3 fois par semaine :
- Néphrine 7 CH.

**Complexes :**

❑ 20 gouttes avant 2 repas :
- Juniperus Complexe ou
- Natrum carbonicum Complexe ou

❑ 5 gouttes avant les 3 repas :
- Poconéol n° 79.

## UREMIE

Augmentation de l'urée sanguine qui indique l'insuffisance rénale chronique.

❑ 3 granules au réveil :
- Lycopodium 5 CH.

❑ 3 granules de chaque à 10 heures et 16 heures :
- Cuprum arsenicosum 4 CH
- Hydrocyanicum acidum 5 CH.

❑ 3 granules avant les 3 repas :
- Sérum d'anguille 5 CH.

❑ 10 gouttes avant les 3 repas :
- Lespedeza capitata D1.

**Modalités :**

**Si troubles respiratoires :**

❑ 3 granules 3 fois par jour :
- Ammonium carbonicum 4 CH.

**Complexes :**

❑ 20 gouttes avant 2 repas :
- Juniperus Complexe et

❑ 20 gouttes avant les 3 repas :
- Pilosella TM.

**Complexe en diététique :**

❑ 30 gouttes avant les 3 repas :
- P.H.O. n° 27.

# L'APPAREIL GENITAL DE LA FEMME

## AMENORRHEE

Absence de règles ou flux menstruel. L'aménorrhée est dite **primaire** chez la jeune fille qui n'a encore jamais vu ses règles (retard pubertaire) et **secondaire** chez une femme ayant déjà été réglée (en excluant bien entendu les cas de grossesse et de ménopause).

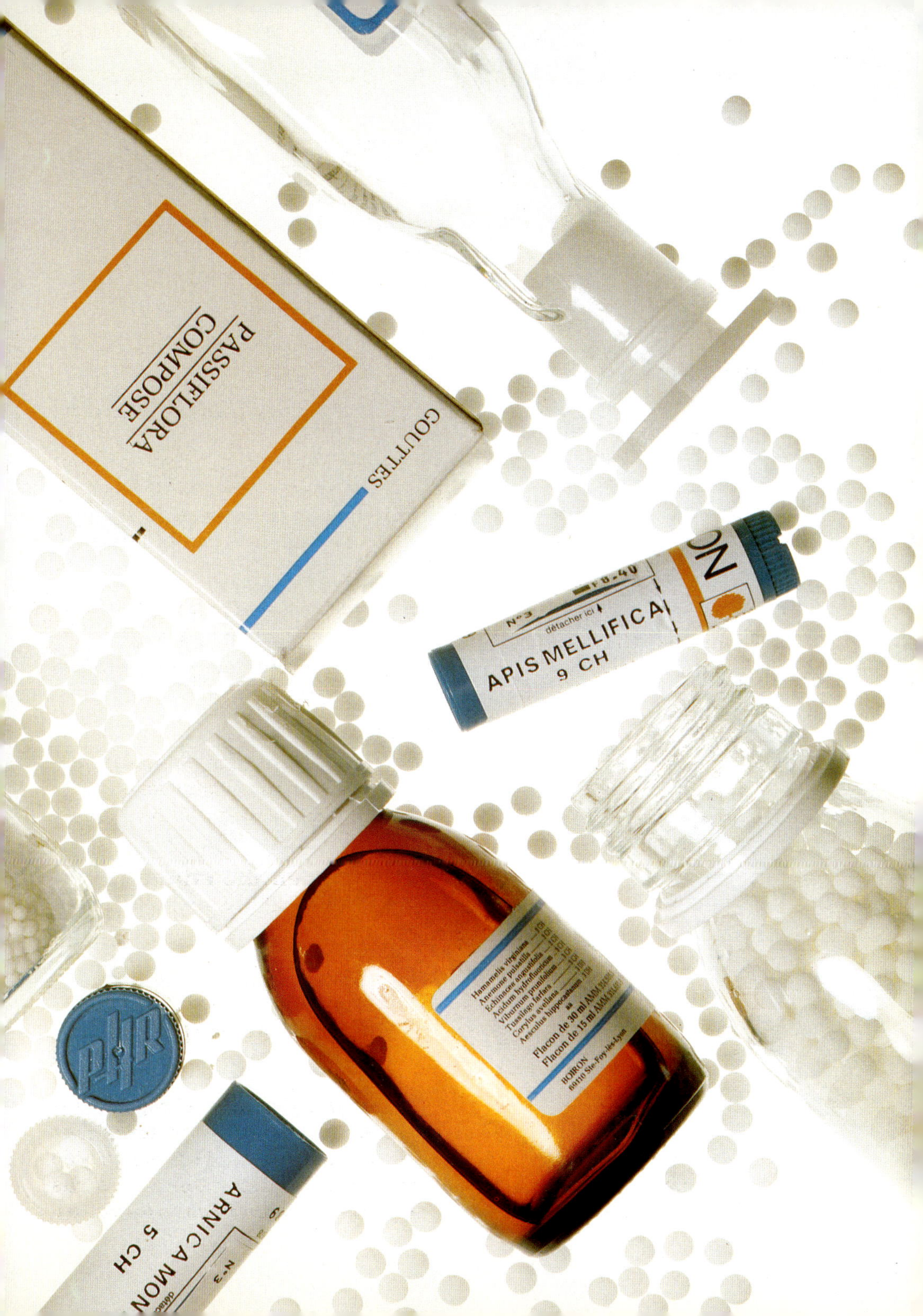
PASSIFLORA
COMPOSE
GOUTTES
APIS MELLIFICA
9 CH
détacher ici
Hamamelis virginiana
Anemone pulsatilla
Echinacea angustifolia
Acidum hydrofluoricum
Tussilago farfara
Corylus avellana
Aesculus hippocastanum
Flacon de 30 ml
Flacon de 15 ml
BOIRON
ARNICA MON
5 CH

L'amé-norrhée secondaire a de nombreuses cause possibles : altération de l'état général, maladies infectieuses, maladies endocrines, facteur psychologique.

**Si aménorrhée primaire :**

❑ 1 dose au début :
- Natrum mur. 9 CH dose.

❑ 3 granules au réveil :
- Pulsatilla 5 CH.

❑ 3 granules à 10 heures et 16 heures :
- Ferrum phos. 4 CH.

❑ 3 granules au coucher :
- Manganum 5 CH.

**Drainage :**

❑ 20 gouttes avant les 3 repas :
- Climaxol.

**Si aménorrhée secondaire :**

❑ 1 dose au réveil un matin :
- Sulfur 9 CH dose.

❑ 3 granules au réveil :
- Pulsatilla 5 CH.

❑ 3 granules à 10 heures et 16 heures :
- Senecio 5 CH.

❑ 3 granules au coucher :
- Kalium carbonicum 5 CH.

**Complexe :**

❑ y associer les remèdes de la congestion pelvienne ou

❑ 20 gouttes avant les 2 repas :
- Rosmarinus Complexe ou
- Pulsatilla Complexe.

## CONGESTION PELVIENNE

Troubles circulatoires du petit bassin entraînant des douleurs au bas ventre, parfois au bas du dos, avec des règles peu abondantes (= oligoménorrhée).

❑ 3 granules de chaque matin et soir :
- Pulsatilla 5 CH
- Cimicifuga 5 CH.

❑ 10 granules au réveil chaque dimanche :
- Lilium tigr. 7 CH. (Lilium tigrinum)

**Complexe :**

❑ 10 gouttes avant les 2 repas :
- Helonias Composé.

## CONTRACEPTION

La contraception est une méthode destinée à éviter une grossesse de manière temporaire et réversible.

A regret, il n'existe pas de contraceptif homéopathique puisque nos remèdes vont dans le sens de la vie... qui est de procréer !

Autrement dit, le blocage de la ponte ovulaire par la "pilule" est anti-physiologique soit contre nature.

Cependant, pour limiter les inconvénients des "hormones contraceptives" nous conseillons :

❑ 2 granules à sucer en même temps que la prise quotidienne de la pilule :
- Nux vomica 5 CH.

❑ 10 granules une fois par mois le dernier jour de la plaquette :
- Sepia 9 CH.

❑ 10 granules une fois par mois

2 jours après :
- Sulfur 9 CH.

## DYSMENORRHEE

Règles douloureuses dûes à diverses origines (les remèdes homéopathiques peuvent être utilisés avec les traitements anti-douleurs et anti-spasmes afin de les réduire et/ou de les supprimer).

❑ 10 granules au début ou une fois par mois :
- Cimicifuga 9 CH.

❑ 3 granules en alternant toutes les heures :
- Helonias 5 CH
- Colocynthis 4 CH
- Magnesia phos. 4 CH.

**Modalités :**

**Si règles abondantes :**

❑ 3 granules 2 à 5 fois par jour :
- Sabina 4 CH.

**Si règles en avance :**

❑ 3 granules 2 à 5 fois par jour :
- Caulophillum 4 CH
Chamomilla 4 CH.

**Complexes :**

❑ 10 gouttes avant les 3 repas :
- Helonias Composé ou
- Cimicifuga Complexe ou
- Gynéco-Drainol ou

❑ 5 gouttes de chaque avant les 3 repas :
- Poconéol n° 5 et 54.

## EXCITATION SEXUELLE / NYMPHOMANIE

Comportement anormal avec hyperexcitabilité sexuelle.

❑ 3 granules au réveil :
- Platina 5 CH.

❑ 3 granules au coucher :
- Murex purpurea 5 CH

**Modalités :**

**Si recherche la solitude :**

❑ 3 granules à 10 heures et 16 heures :
- Ambra grisea 5 CH.

## FIBROME

Formation de tissu fibreux (tumeur bénigne) au niveau du muscle de l'utérus, ce qui occasionne généralement des règles plus abondantes et traînantes avec sensation de pesanteur du bas ventre. A suivre par le gynécologue et par le chirurgien en dernier recours.

❑ 3 granules au réveil :
- Thuya 5 CH.

❑ 3 granules à 10 heures et 16 heures :
Conium 5 CH.

❑ 3 granules au coucher :
- Lachesis 5 CH.

❑ 10 granules au réveil chaque dimanche en alternant :
- Silicea 9 CH.
- Calcarea fluor. 9 CH
- Thuya 15 CH.

❑ Suppo - dose au coucher 1 ou 2 fois par semaine :
- Utérus 9 CH.

**Complexes :**

❑ 20 gouttes avant 2 repas :
- Thuya Complexe.

❑ 1 comprimé matin et soir :
- Bio-Mag.

## GROSSESSE

Le fait de "porter un enfant" nécessite de la part la future maman de se bien porter. Donc pas de médicament chimique, pas de tabac ni d'alcool, pas d'excitant non plus. Une vie calme, gaie et équilibrée est souhaitée.

L'homéopathie sera idéale pour soigner la femme enceinte sans risque pour le bébé ; bien au contraire, il est vivement conseillé de pratiquer le traitement pré-natal appelé **eugénisme** qui permet de prévenir et de limiter la transmission des problèmes héréditaires des parents à l'enfant. Naturellement, il est nécessaire de suivre régulièrement les visites médicales auprès du gynécologue-accoucheur et de se soumettre aux examens classiques.

**Eugénisme** ou traitement prénatal de l'enfant (à partir du 1er mois et jusqu'au 8e mois de la grossesse inclusivement) :

**Drainage général :**

❑ Préparation : aà q.s.p. 120 ml. : 10 gouttes avant le repas de midi 20 jours par mois :
- Arnica montana D3
- Berberis D3
- Carduus mar. D3
- Hydrastis canad. D3 (Hydrastis canadensis)
- Pulsatilla D3
- Saponaria D3
- Solidago D3.

**Traitement constitutionnel :**

❑ aà q.s.p. 60 g. de poudre : 1 cuillère-dose avant le repas du soir, 20 jours par mois :
- Calcarea carbonica D3
- Calcarea fluor. D3
- Calcarea phos. D3 (Calcarea phosphorica)
- Magnesia mur. D3
- Natrum mur. 4 CH
- Silicea 4 CH
- Sulfur 4 CH.

**Traitement diathésique et biothérapique :**

❑ 10 granules à sucer chaque dimanche au réveil, en alternant chaque tube dans l'ordre :
- Sepia 9 CH
- Psorinum 9 CH
- Sulfur iodatum 9 CH
- Tuberc. Resid. 9 CH (Tuberculinum Residuum)
- Silicea 9 CH
- Medorrhinum 9 CH
- Thuya 9 CH
- Luesinum 9 CH
- Calcarea fluor. 9 CH.

**Traitement préparatoire à l'accouchement** à prendre du 8e mois jusqu'au jour de l'accouchement, soit 1 mois :

❑ 3 granules à sucer au réveil :
- Arnica montana 5 CH.

❑ 3 granules à sucer à 10 heures et 16 heures :
- Cimicifuga 4 CH.

❑ 3 granules à sucer au coucher :
- Caulophyllum 4 CH.

Si vous n'avez jamais essayé l'homéopathie, c'est l'occasion. Votre enfant vous en remerciera chaleureusement plus tard.

## LEUCORRHEE ou PERTES BLANCHES

Ce sont des sécrétions vaginales non sanglantes.

**Modalités :**

**Si non acides :**

❑ 3 granules de chaque matin et soir :
- Borax 5 CH
- Helonias 5 CH.

**Si acides et irritantes :**

❑ 3 granules de chaque matin et soir :
- Kreosotum 5 CH
- Sepia 5 CH.

**Si jaunes et visqueuses :**

❑ 3 granules de chaque matin et soir :
- Hydrastis 5 CH
- Aletris farinosa 5 CH.

**Complexes :**

❑ 20 gouttes avant 2 repas :
- Cimicifuga Complexe ou

❑ 5 granules à sucer 3 fois par jour :
- Boribel n° 19.

**Localement :**

❑ 1 fois par semaine :
- injections gynécologiques avec Utérinol.

## MASTOSE

Inflammation de la glande mammaire.

Cela nécessite de consulter le médecin qui portera son diagnostic après palpation.

**Si les deux seins sont gonflés :**

❑ 3 granules matin et soir :
- Lac caninum 5 CH.

❑ 1 dose au 7e jour du cycle :
- Folliculinum 9 CH dose.

❑ 3 granules au réveil du 15e au 25e jour du cycle :
- Luteinum 5 CH.

**Complexes :**

❑ 15 gouttes avant 2 repas :
- Conium Complexe ou
- Scrofularia Composé.

## MENOPAUSE

Cessation définitive des règles survenant naturellement entre 45 et 55 ans. La ménopause est liée à la modification normale d'activité des ovaires qui ne produisent plus d'ovules sous les ordres de l'hypophyse.

❑ 3 granules au réveil :
- Amyl nitrosum 4 CH.

❑ 3 granules à 10 heures et 16 heures :
- Glonoïn 4 CH.

❑ 3 granules au coucher :
- Sanguinaria 4 CH.

❑ 10 granules au réveil chaque dimanche en alternant :
- Sulfur 9 CH
- Lachesis 9 CH.

**Complexes :**

❑ 2 comprimés à sucer matin et soir :
- Cardiocynésine ou

❑ 5 granules avant les 3 repas :
- Boribel n° 32 ou

❑ 20 gouttes avant 2 repas :
- Lachesis Complexe.

**Complexe en diététique :**

❑ 30 gouttes avant les 3 repas :
- P.H.O. n° 53.

## MENORRAGIE / METRORRAGIE

Ecoulement des règles anormalement long ou abondant : la ménorragie se distingue de la métrorragie par le fait que la première se fait à la date des règles alors que la seconde se manifeste en dehors de la période normale des règles.

❑ 3 granules toutes les heures :
- China 4 CH.

❑ 3 granules au réveil :
- Sabina 4 CH.

❑ 3 granules à 10 heures et 16 heures :
- Secale cornut. 4 CH.

❑ 3 granules au coucher :
- Millefolium 4 CH.

❑ 1 dose au début :
- Cimicifuga 12 CH dose.

Si persistance de saignement, consulter rapidement.

**Pour freiner des règles abondantes :**

❑ 20 gouttes avant les 3 repas :
- Drymis TM.

## METRITE

Inflammation et/ou infection du corps de l'utérus.

## SALPINGITE

Inflammation et/ou infection des trompes ou annexes.

## OVARITE

Inflammation et/ou infection d'un ou des 2 ovaires.

Pour ces affections caractérisées, il est souhaitable de consulter un homéopathe qui agira judicieusement pour éviter des séquelles (stérilité par exemple).

## PROLAPSUS (ou ptose génitale)

Communément appelé descente d'organe, le prolapsus provient d'un relâchement musculaire le plus souvent à la suite d'accouchements répétés ou de gros efforts physiques. On le rencontre surtout chez des femmes d'un certain âge.

**Prolapsus de l'utérus :**

❑ 3 granules au réveil :

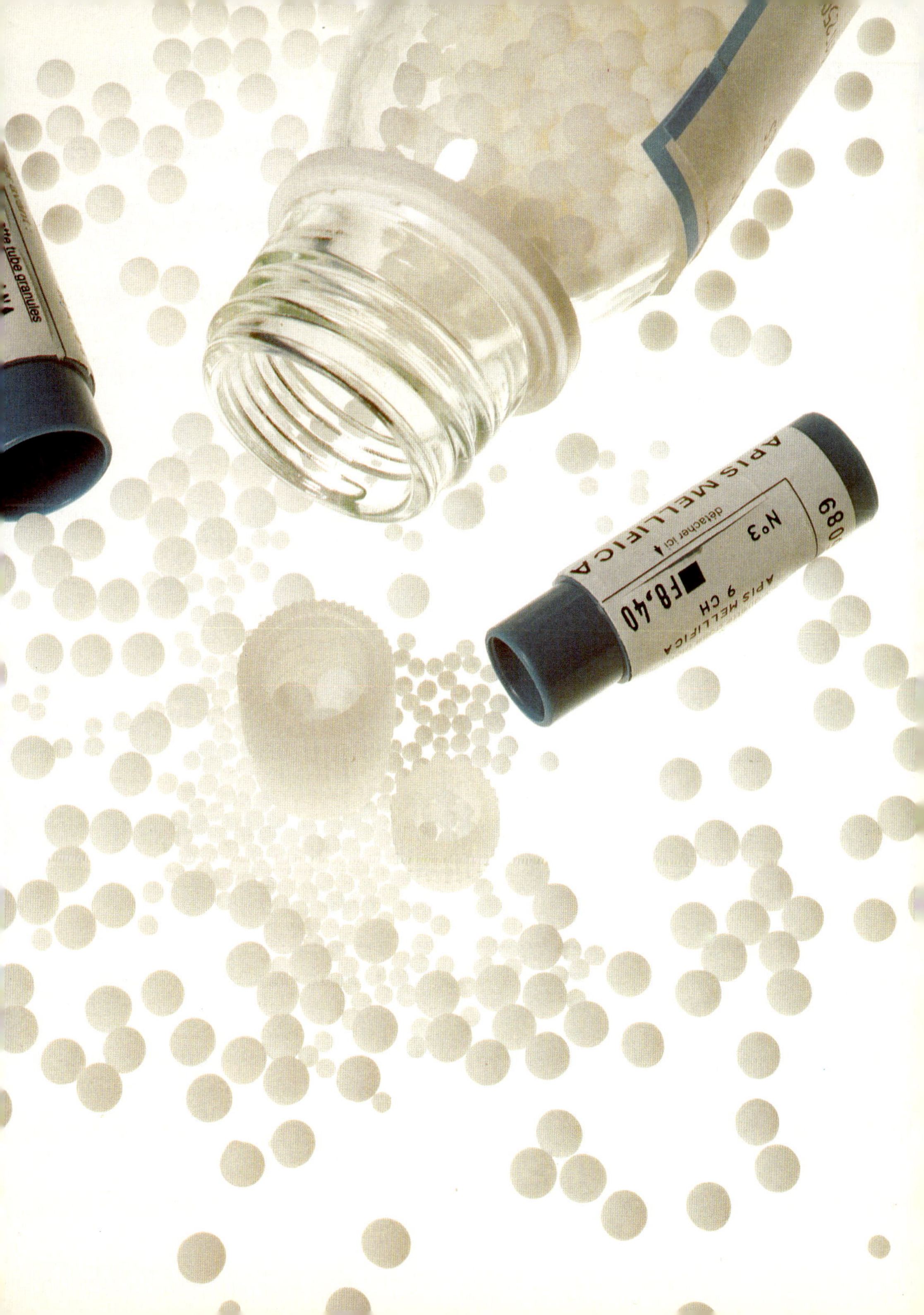

tube granules
APIS MELLIFICA
détacher ici
N°3
F8,40
9 CH
APIS MELLIFICA
689

- Lilium tigr. 5 CH.

❑ Préparation : aà q.s.p. 120 ml. : 20 gouttes avant 2 repas :
- Lappa major D3
- Fraxinus D3.

❑ 3 granules au coucher :
- Causticum 7 CH.

❑ 10 granules chaque dimanche au réveil :
- Sepia 9 CH.

**Prolapsus du rectum :**
- Podophyllum 5 CH (à la place de Lilium).

**Complexe :**

❑ 10 gouttes avant 2 repas :
- Sepia Composé.

### PRURIT VULVAIRE

Démangeaison des parties génitales externes, le plus souvent durant la période qui précède la ménopause.

❑ 1 dose au début :
- Psorinum 12 CH dose.

❑ 3 granules au réveil :
- Ignatia 5 CH.

❑ 3 granules à 10 heures et 16 heures :
- Ambra grisea 5 CH.

❑ 3 granules au coucher :
- Platina 5 CH.

### VAGINITE

Inflammation et/ou infection du vagin dues à une mycose ou à une blennorragie (cf. ces 2 termes).

## L'APPAREIL GENITAL DE L'HOMME

### BLENNORRAGIE

Infection vénérienne engendrée par le gonocoque et contagieuse par les muqueuses. Ce microbe virulent engendre l'urétrite chez l'homme et la vaginite chez la femme. La blennorragie nécessite l'usage des traitements antibiotiques pour éviter des complications et le risque de transmission de cette maladie dangereuse.

En complément au traitement médical :

❑ 3 granules de chaque matin et soir :
- Cantharis 5 CH
- Mercur. Corr. 5 CH (Mercurius corrosinus)
- Cannabis sat. 5 CH (Cannabis sativa).

❑ 3 granules à 10 heures et 16 heures :
- Medorrhinum 4 CH.

**Complexes :**

❑ 10 gouttes de chaque avant 2 repas :

- Hydrastis Composé
- Formica Composé.

## EJACULATION PRECOCE

Ejection du liquide séminal ou sperme dès le rapprochement des partenaires.

❑ 3 granules au réveil :
- Gelsemium 5 CH.

❑ 3 granules à 10 heures et 16 heures :
- Conium 5 CH.

❑ 3 granules au coucher :
- Selenium 5 CH.

**Complexe :**

❑ 10 gouttes avant les 3 repas :
- Acid. Phos. Composé.

## EXCITATION SEXUELLE

Désir sexuel exagéré ou état se caractérisant par une érection persistante et parfois douloureuse.

❑ 3 granules au réveil :
- Bufo 5 CH.

❑ 3 granules au coucher :
- Staphysagria 5 CH.

❑ 10 granules de chaque au réveil chaque dimanche :
- Origanum 15 CH
- Orchitum 15 CH.

## IMPUISSANCE

Incapacité pour l'homme d'avoir des rapports sexuels normaux ou complets.

❑ 3 granules de chaque au réveil :
- Picric. acid. 5 CH
- Damiana 4 CH.

❑ 3 granules de chaque au coucher :
- Agnus castus 4 CH
- Onosmodium 5 CH.

❑ 10 granules au réveil le dimanche :
- Orchitinum 4 CH.

**Complexes :**

❑ 20 gouttes avant 2 repas :
- Agnus castus Complexe ou

❑ 2 comprimés matin et soir :
- Amphosca à l'orchitine.

**Complexe en diététique :**

❑ 30 gouttes 3 fois par jour :
- P.H.O. n° 57.

## ORCHITE

Inflammation du testicule souvent associée à celle de l'épididyme se traduisant par le gonflement d'une des bourses.

❑ 3 granules au réveil :
- Pulsatilla 5 CH.

❑ 3 granules au coucher :
- Clematis erecta 5 CH.

❑ 10 granules au réveil le dimanche :
- Medorrhinum 9 CH.

**Modalités :**

**Si testicule droit :**

❑ 3 granules à 10 heures et 16 heures :
- Aurum 5 CH.

**Si testicule gauche :**

❑ 3 granules à 10 heures et 16 heures :
- Bromum 5 CH.

**Complexe :**

❑ 20 gouttes avant les 3 repas :
- Conium Complexe.

## PROSTATITE

Inflammation de la prostate de façon aiguë et douloureuse, généralement à la suite d'une blennorragie (gonococcie) ou autre infection. Consulter impérativement le médecin.

## ADENOME PROSTATIQUE (ou hypertrophie de la prostate)

Tumeur bénigne de la prostate diagnostiquée chez l'homme (à partir de 60 ans) par le toucher rectal et caractérisé par une difficulté à uriner ainsi que par des besoins nombreux et fréquents.

**Si cas aigu :**

❑ 3 granules au réveil :
- Sabal serrulata 5 CH.

❑ 3 granules à 10 heures et 16 heures :
- Clematis erecta 5 CH.

❑ 3 granules au coucher :
- Cannabis sat. 5 CH.

**Si cas chronique :**

❑ 3 granules au réveil :
- Conium 5 CH.

❑ 3 granules à 10 heures et 16 h :
- Equisetum 5 CH.

❑ 3 granules au coucher :
- Thuya 5 CH.

**Complexes :**

❑ 20 gouttes avant les 3 repas :
- Conium Complexe ou
- Thuya Complexe ou
- Sabal serrulata Composé ou

❑ 5 granules avant les 3 repas :
- Boribel n° 18 ou

❑ 20 gouttes matin et soir :
- Sequoïa gigantea Bourg. Mac. Glyc. D1. (Sequoïa gigantea Bourgeons Macérat Glycériné).

# DIVERS

## Affections traitées :

**- Brûlures - Coups de soleil - Coups - Chocs - Contusions - Traumatismes - Dents - Frilosité - Grippe - Obésité - Cellulite - Opérations - Tabac (pour dégoûter) - Voyages (mal des transports).**

### BRULURES

Quelle que soit l'origine de la brûlure, l'homéopathie apporte un soulagement rapide en complément des soins d'urgence.

❑ 3 granules chaque 10 minutes en alternant les 3 tubes :
- Apis 4 CH
- Urtica 4 CH
- Cantharis 4 CH.

**Si vésicules, ajouter :**

❑ 3 granules chaque 10 minutes :
- Rhus tox. 5 CH.

**Complexe en diététique :**

❑ 20 à 30 gouttes 3 fois par jour :
- P.H.O. n° 67.

### COUPS DE SOLEIL

❑ 3 granules de chaque alternativement tous les 1/4 d'heure :
- Belladona 4 CH
- Glonoïn 4 CH.

**Complexe :**

❑ 20 gouttes avant les 3 repas :
- Soludor.

**Complexe en diététique :**

❑ 20 à 30 gouttes 3 fois par jour :
- P.H.O. n° 67.

### COUPS / CHOCS

❑ 3 granules de chaque alternativement toutes les 1/2 heure :
- Arnica 4 CH
- Bellis 4 CH
- Calendula 4 CH
- Hypericum 4 CH.

**Complexes :**

❑ 15 gouttes 3 fois par jour :
- Arnica Composé ou
- Arnica Complexe.

## CONTUSIONS DES OS / TRAUMATISMES

❑ 3 granules de chaque 3 fois par jour :
- Arnica 4 CH
- Ruta 4 CH
- Symphytum 4 CH.

## COURBATURES

Remplacer Symphytum par Rhus tox. 4 CH.

## DENTS : carie dentaire

Pour soulager et pour prévenir :

❑ 3 granules de chaque 3 fois par jour :
- Staphysagria 5 CH
- Kreosotum 5 CH.

❑ 2 comprimés 3 fois par jour :
- Ostéocynésine.

## FRILOSITE

Cette manifestation peut traduire une maladie plus profonde. Si le médecin renonce à vous soigner, vous pourrez essayer ce petit traitement avec quelque chance.

❑ 3 granules au réveil :
- Psorinum 5 CH.

❑ 3 granules à 10 heures et 16 heures :
- Camphora 4 CH.

❑ 3 granules au coucher :
- Silicea 5 CH.

## GRIPPE

Se rapprochant du Coryza, la grippe est une infection virale assez subite.

Pour la prévenir :

❑ 10 granules chaque dimanche au réveil pendant la période hivernale :
- Influenzinum 9 CH.

**Sinon en cas de grippe :**

❑ 1 dose au début :
- Oscillococcinum 200 dose.

❑ 3 granules en alternant toutes les 10 minutes :
- Gelsemium 4 CH
- Eupatorium perf. 4 CH. (Eupatorium perforatum)

**Complexes :**

- L. 52 ou
- Aconit composé ou
- Infludo Weleda ou
- Poconéol n° 44

etc... Renseignez-vous auprès de votre pharmacien.

**Complexe en diététique :**

❑ 20 gouttes 5 fois par jour :
- P.H.O. n° 37.

## OBESITE / CELLULITE

Ces affections sont dues à des désordres métaboliques le plus souvent nerveux ou glandulaires. Bien sûr, le régime s'impose. Pour vous aider à reprendre votre courage en perdant quelques kilos, voici une solution :

❑ 3 granules au réveil :
- Nux vomica 5 CH.

❑ 3 granules avant les 2 repas :
- Antimonium crud. 4 CH.

❑ 20 gouttes avant les 2 repas :
- Fucus vesiculosus TM.

❑ 3 granules au coucher :
- Graphites 9 CH.

❑ 10 granules au réveil chaque dimanche en alternant :
- Natrum sulf. 15 CH
- Thuya 15 CH
- Cholesterinum 9 CH.

**Complexe en diététique :**

❑ 30 gouttes avant les 3 repas :
- P.H.O. n° 31.

Si le cœur vous en dit, voici un régime efficace et sans risque (sauf pour les insuffisants rénaux) :

Chaque 2 semaines, faire 3 jours la monodiète suivante :

**1er jour :**

Riz blanc cuit à l'eau (sans beurre ni sauce), peu de sel, à volonté.

Si soif, boire de l'eau à volonté, rien d'autre (pas de thé ni de café).

**2e et 3e jours :**

Fruits crus et frais à volonté (sauf la banane).

Si soif : comme ci-dessus.

Reprendre une alimentation normale pendant 15 jours, sans chercher à rattraper les manques (psychologiques !) et recommencer les 3 jours de monodiète.

Bon courage et... gardez le secret pour vous !

## OPERATIONS

Avant une opération :

❑ 3 granules la veille au lever :
- Phosphorus tri-iodatus 5 CH.

**Pour prévenir de l'anxiété :**

❑ 1 dose la veille :
- Aconit 9 CH.

❑ 3 granules de chaque 3 fois par jour les jours précédents :
- Gelsemium 5 CH
- Ignatia 5 CH.

**Pour le choc opératoire et limiter le saignement :**

❑ 3 granules de chaque au réveil le jour le l'intervention et le lendemain :
- Arnica 5 CH
- China 5 CH.

## PIQURES D'INSECTES

**Complexe en diététique :**
- P.H.O. n° 65.

## TABAC : Pour dégoûter du tabac (désintoxication) :

D'abord de la volonté : elle n'existe pas en tube !

❑ 3 granules à sucer au réveil :
- Caladium 5 CH.

❑ 20 gouttes du mélanger avant les 3 repas :
- Plantago D1
- Phytolacca D1.

❑ 3 granules à sucer au coucher :

- Tabacum 5 CH.

## VOYAGES : Mal des transports (voiture, avion, bateau)

❑ 3 granules de chaque en alternant toutes les 10 minutes avant et pendant le voyage :
- Cocculus 4 CH
- Tabacum 4 CH
- Petroleum 4 CH.

**Complexes :**

- Cocculine ou

❑ 20 gouttes 3 fois par jour et avant le voyage :
- Soludor ou

❑ 2 comprimés 3 à 5 fois par jour :
- Homéogène n° 21.

# LISTE ALPHABETIQUE DES AFFECTIONS

# LES PRINCIPALES INDICATIONS DES REMEDES COURANTS

ACONITUM NAPELLUS* : *coryza, grippe, laryngite, otite, toux*
ACTEA RACEMOSA (CIMICIFUGA) : *rhumatisme, dysmenorrhée, métrite, névralgies*
AESCULUS* : *troubles circulatoires, varices, hémorroïdes*
ALLIUM CEPA* : *coryza, grippe, otite, rhume des foins*
ALLIUM SATIVUM : *bronchite, dyspepsies*
ALOE* : *diarrhée, hémorroïdes*
ALUMINA : *atonie, constipation, coryza, laryngite*
AMBRA : *hypersensibilité nerveuse, toux, irrégularité menstruelle*
ANACARDIUM : *troubles psychiques, troubles digestifs*
ANTIMONIUM CRUDUM* : *intoxication digestive, verrues*
APIS MELLIFICA* : *inflammation et œdème, néphrite*
ARGENTUM NITRICUM : *troubles du psychisme, inflammation des muqueuses*
ARNICA* : *traumatismes divers, hémorragies*
ARSENICUM ALBUM* : *diarhées, vomissements, anxiété*
ARSENICUM IODATUM : *bronchite, eczéma, faiblesse, amaigrissement*
ARUM TRIPHYLLUM : *laryngite, coryza*
ASA FETIDA : *aérophagie, troubles nerveux*
AURUM METAL : *état dépressif, affections cardiaques*
BARYTA CARBONICA : *bronchite, hypertension*
BELLADONA* : *état congestif, fièvre, douleurs diverses*
BERBERIS VULGARIS : *troubles hépato-rénaux*
BORAX : *aphtes, gingivites, stomatites*
BROMUM : *angine, asthme*
BRYONIA* : *diarrhée, rhumatismes, toux*
CACTUS GRANDIFLORUS : *affections cardiaques, toux*
CALCAREA CARBONICA* : *troubles de croissance*
CALCAREA FLUORICA* : *troubles de croissance, indurations glandulaires*
CALCAREA PHOSPHORICA* : *troubles de croissance, anémie*
CALENDULA* : *plaies traumatiques, suppurations*
CANTHARIS : *cystites, urétrites, néphrites*
CAPSICUM : *toux, hémorroïdes*
CARBO VEGETABILIS : *flatulence, gastralgie*
CAUSTICUM : *état dépressifs, constipation, cystites, verrues*
CHAMOMILLA* : *nervosité, dentition, toux*
CHELIDONIUM : *affections hépatiques et abdominales*
CHINA* : *épuisement, diarrhée, hémorragies, fièvre*
CINA : *troubles digestifs, toux, oxyurose*
COCCULUS : *vertiges, migraines, maux des transports*
COCCUS CACTI : *irritation des voies urinaires et respiratoires, toux*
COFFEA* : *insomnie, hypersensibilité nerveuse*
COLCHICUM : *dysenterie, goutte, rhumatismes*

COLOCYNTHIS : *colique, diarrhée, rhumatismes*
CONIUM* : *troubles génitaux, traumatismes*
CORALLIUM : *toux, névralgies*
CRATAEGUS : *palpitation, faiblesse cardiaque*
CUPRUM* : *crampes, convulsions, toux*
DROSERA : *toux, coqueluche, laryngite*
DULCAMARA : *adénopathies gaglionnaires, asthme, éruptions diverses*
ECHINACEA* : *infections, troubles digestifs*
EQUISETUM : *incontinences d'urine, cystites, coliques néphrétiques*
EUPATORIUM PERFOLIATUM : *douleurs osseuses, courbatures, grippe*
EUPHRASIA : *coryza, affections des yeux*
FERRUM PHOSPHORICUM* : *états inflammatoires, otites*
FLUORICUM ACIDUM : *varices, nécrose osseuse, ulcères variqueux*
GELSEMIUM* : *troubles nerveux, trac, grippe, palpitations*
GLONOINUM : *troubles cardiaques et circulatoires, migraines*
GRAPHITES : *éruptions diverses, constipation*
HAMAMELIS : *congestion veineuse, varices, hémorroïdes*
HEPAR SULFUR* : *asthme, angine, abcès, éruptions diverses*
HYDRASTIS : *ulcérations des muqueuses, troubles hépato-biliaires*
HYOSCIAMUS : *troubles nerveux, toux, adynamie*
HYPERICUM : *traumatismes, nerveux en particulier*
IGNATIA* : *troubles nerveux, insomnie*
IODUM : *adénopathies ganglionnaires*
IPECA : *troubles digestifs et respiratoires, nausées, hémorragies*
KALIUM BICHROMICUM* : *angines, ulcérations des muqueuses, toux*
KALIUM BROMATUM : *troubles nerveux, spasmes*
KALIUM CARBONICUM : *faiblesse générale, anémie*
KALIUM IODATUM : *asthme, coryza, sinusite*
KALIUM MURIATICUM : *affections ORL*
KALIUM PHOSPHORICUM : *épuisement nerveux, surmenage*
LACHESIS* : *troubles circulatoires, hémorragies, ulcérations diverses*
LEDUM PALUSTRE : *rhumatismes, piqûres d'insectes, ecchymoses*
LILIUM TIGRINUM : *troubles génitaux féminins, états dépressifs*
LYCOPODIUM : *troubles digestifs et hépatiques, lithiases*
MAGNESIA CARBONICA : *névralgies, épuisement nerveux*
MAGNESIA MURIATICA : *troubles digestifs et hépatiques*
MAGNESIA PHOSPHORICA* : *troubles spasmodiques, douleurs, crampes*
MEDORRHINUM : *troubles nerveux, rhumatismes*
MERCURIUS SOLUBILIS* : *angines, aphtes, amygdalites, stomatites, haleine fétide*
MERCURIUS CORROSIVUS : *altération profonde des muqueuses, ulcérations*
MERCURIUS CYANATUS : *angine d'aspect diphtérique*
MEZEREUM : *brûlures, démangeaisons, éruptions diverses*
MOSCHUS : *états spasmodiques*
NAJA : *troubles cardiaques*
NATRUM MURIATICUM : *amaigrissement, dépression, déminéralisation*

NATRUM SULFURICUM : *asthme, flatulence, troubles cutanés*
NITRICUM ACIDUM : *inflammation chronique des muqueuses, verrues, hémorroïdes*
NUX VOMICA* : *troubles nerveux, digestifs et circulatoires, constipation*
OPIUM : *troubles nerveux, constipation*
PAEONIA : *troubles veineux, hémorroïdes*
PASSIFLORA* : *insomnies, convulsions*
PERTUSSINUM : *coqueluche*
PETROLEUM : *troubles digestifs, éruptions diverses*
PHOSPHORICUM ACIDUM : *épuisement nerveux, diarrhée*
PHOSPHORUS : *troubles nerveux et sanguins, hémorragies, angines, albuminurie*
PHYTOLACCA : *angines, douleurs musculaires*
PLATINA : *troubles nerveux, constipation*
PODOPHYLLUM : *troubles digestifs et hépatiques, diarrhées*
PSORINUM : *éruptions cutanées*
PULSATILLA* : *congestion veineuse, infections diverses*
PYROGENIUM : *infections et leur prévention*
RANUNCULUS : *troubles nerveux et oculaires*
RHUS TOXICODENDRON* : *rhumatismes, courbatures, éruptions diverses*
RUTA GRAVEOLENS* : *traumatismes, rhumatismes*
SANGUINARIA : *bronchite, coryza, névralgies*
SECALE CORNUTUM* : *troubles circulatoires, hémorragies*
SEPIA* : *troubles hépatiques, circulatoires et utérins*
SILICEA* : *débilité physique et nerveuse, déminéralisation, suppuration*
SOLIDAGO : *insuffisance hépatique et rénale*
SPONGIA : *bronchite, laryngite, toux*
STAPHYSAGRIA : *troubles génito-urinaires, verrues, troubles nerveux*
STICTA : *coryza, sinusites*
STRAMONIUM : *troubles nerveux, agitation*
SULFUR* : *éruptions diverses, auto-intoxication*
SULFUR IODATUM : *trachéïte, démangeaisons, auto-intoxication*
TABACUM : *nausées, vomissements, maux des transports*
THUYA* : *troubles nerveux divers, verrues*
TUBERCULINUM : *épuisement physique, amaigrissement*
VERATRUM ALBUM : *diarrhée, vomissements, prostration*
ZINCUM METALLICUM : *épuisement, troubles nerveux.*

---

* remèdes les plus courants, que l'on peut avoir dans sa pharmacie familiale

En regard de chaque remède, nous avons indiqué les principales affections ; il existe bien d'autres modalités d'utilisation que le médecin homéopathe pourra vous faire connaître, ou bien en vous procurant un livre intitulé "Matière médicale homéopathique".

# LISTE ALPHABETIQUE DES LABORATOIRES HOMEOPATHIQUES

## Vendus en pharmacies :

**BOIRON-L.H.F.**
BP 36
69110 STE FOY-LES-LYON

**DELPECH**
5 rue Danton
75006 PARIS

**DOLISOS**
62 rue Beaubourg
75003 PARIS

**LABORATOIRES D'HOMEOPATHIE COMPLEXE (formules de l'Abbé CHAUPITRE)**
91 avenue J. B. Clément
92100 BOULOGNE

**LABORATOIRES HOMEOPATHIQUES DU SUD-OUEST (formules POCONEOL)**
Englandières
46000 CAHORS

**LEHNING**
BP 326
57007 METZ CEDEX 1

**MONAL (formules BORIBEL)**
BP 49
91122 PALAISEAU CEDEX

**LABORATOIRE SCIENTIFIQUE HOMEOPATHIQUE**
81-83 boulevard Ledru-Rollin
75012 PARIS

**WELEDA**
BP 16
68330 HUNINGUE

## Vendus en diététique :

**ESSENTIOR / POINT-SANTE**
BP 27
60327 MARGNY-LES-COMPIEGNE CEDEX

**PHYT'HOMEO**
BP 23
88301 NEUFCHATEAU CEDEX

Nous remercions le laboratoire BOIRON LHF pour nous avoir aimablement fourni le matériel nécessaire aux prises de vue.

Photos : S.A.E.P./P. VANHAECKE

© S.A.E.P., 1989

Dépôt légal 3e trimestre 1989
n° 1 636

ISBN 2-7372-2412-8

Imprimé en C.E.E.

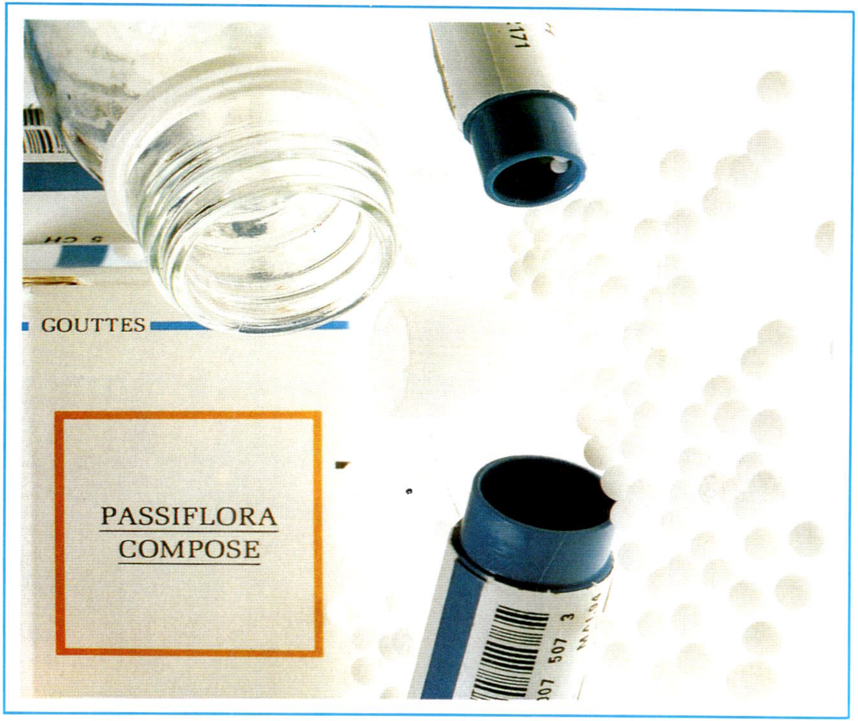
GOUTTES
PASSIFLORA
COMPOSE
007 507 3